梅毒疫情
监测与管理

U0350219

東南大学出版社
SOUTHEAST UNIVERSITY PRESS
·南京·

图书在版编目（CIP）数据

梅毒疫情监测与管理 / 傅更锋主编 . —南京 :东南大学出版社, 2014.11
（艾滋病性病防治系列丛书 / 羊海涛主编）
ISBN 978-7-5641-5040-2

Ⅰ . ①梅… Ⅱ . ①傅… Ⅲ . ①梅毒—疫情预测②梅毒—疫情管理 Ⅳ . ① R759.1

中国版本图书馆 CIP 数据核字（2014）第 134213 号

梅毒疫情监测与管理

出版发行	东南大学出版社	
出 版 人	江建中	
社 址	南京市四牌楼 2 号（邮编 210096）	
印 刷	扬中市印刷有限公司	
经 销	全国各地新华书店	
开 本	880mm×1230mm 1/32	
印 张	7.5	
字 数	199 千字	
版 次	2014 年 11 月第 1 版 2014 年 11 月第 1 次印刷	
书 号	ISBN 978-7-5641-5040-2	
定 价	22.00 元	

《梅毒疫情监测与管理》
编写委员会

主　编：傅更锋
副主编：魏　庆　　王小亮　　唐卫明　　赵秀萍　　潘继承
编　委：（按姓氏笔画排序）
　　　　丁建平　　丁　萍　　王小亮　　史云凤　　冯晓蕾
　　　　朱银霞　　刘晓燕　　闫红静　　许晓国　　孙　林
　　　　李　莉　　李　雷　　还锡萍　　吴小刚　　陈莉萍
　　　　赵秀萍　　胡海洋　　胡锦流　　徐金水　　徐晓琴
　　　　唐卫明　　傅更锋　　潘继承　　魏　庆

序

　　自 20 世纪 80 年代发现艾滋病以来,其感染人数呈现快速上升趋势,尤其是病死率一直居高不下。探索有效的干预措施和途径,加强艾滋病的监测、检测、干预和治疗工作,阻断艾滋病病毒的蔓延已刻不容缓。中国政府高度重视艾滋病防治工作,中央、省、市和县各级政府均成立了由 30 个部门成员单位组成的艾滋病防治工作委员会,形成了"政府组织领导,部门各负其责,全社会共同参与"的工作机制,多措并举,使得中国的艾滋病防治工作取得了巨大成就,艾滋病疫情保持在低流行态势。但目前艾滋病防治工作遇到了一些亟待解决的问题,尤其,基层防治工作规范化和科学化亟待加强。

　　依据国家科技重大专项课题——"江苏省防治艾滋病、病毒性肝炎和结核病等重大传染病规模化现场流行病学和干预研究"的重要研究成果,由江苏省疾病预防控制中心牵头,组织一批长期从事艾滋病性病防治工作的同志开发编写了一套适合我国国情、对基层具有很强指导性和实用价值的艾滋病性病防治系列丛书。丛书包括艾滋病性病疫情监测与管理、实验室检测、治疗和高危行为干预等。丛书总结国家重大科技专项课题研究中的理论研究及实践经验,借鉴国际上最新的研究成果,具有很强的理论价值;同时,本丛书还注重实用性,尤其注重对实际工作中遇到的问题的解决,有大量

1

一线工作的实际案例,使基层工作人员在具体工作中有章可循,有据可依,有例可查,实现艾滋病性病防治的规范化,有很强的实用价值。希望这套丛书的出版能够对基层从事艾滋病性病防治人员的培训和指导有所帮助,为贯彻落实《中国遏制与防治艾滋病"十二五"行动计划》和《全国性病防治管理办法》发挥重要作用。

二〇一四年五月 于南京

前　言

　　梅毒是由梅毒螺旋体感染引起的一种可导致全身各系统病变的性传播疾病,该病已成为全球性的公共卫生问题而越来越受到各国政府的重视。自 20 世纪 80 年代梅毒在我国重新出现以来,全国的梅毒报告病例数呈现明显上升趋势。目前我国梅毒流行的危险因素广泛存在,防控形势依然严峻,监测、检测、干预和治疗工作都亟待加强。所以,针对梅毒流行的严峻形势,卫生部相继出台了《中国预防与控制梅毒规划(2010—2020年)》、《预防艾滋病、梅毒和乙肝母婴传播工作实施方案》和《性病防治管理办法》,这些纲领性文件指明了我国梅毒等性病防治的指导原则、总体规划、防治策略、防治措施、保障条件、人员职责和法律责任等,为我国梅毒等性病防治提供了强有力的政策支持。

　　随着各项性病防治工作的推进,逐渐显现出来在技术操作层面的迫切需求,尤其是基层从事梅毒防治工作人员在工作的规范化和科学性上需要进一步的指导。所以由江苏省疾控中心组织专家编写了《梅毒疫情监测与管理》,该书作为艾滋病性病防治系列丛书的一册,面向基层,注重实用性、规范性和科学性,力争为广大从事梅毒防治的工作人员提供全方位的技术保障。本书共包括五个章节,从梅毒基础知识、梅毒实验室检测、梅毒疫情监测、梅毒的诊断与治疗和梅毒病例报告等五个方面展开阐述,从检测、监测、诊疗和病例报告等方面对在梅毒防治中所需要的规范和注意事项等均作了详细描述。适用基层,实用性强是本书的特色之处。

本书在编写过程中参考了国内外大量的文献和书籍,并听取了基层梅毒防治工作人员的要求和建议,才使得该书得以更加完善。在编写过程中,编者试图将所有参考文献和书籍一一列出,但难免会有所遗漏,因此,在这里要特别感谢所有涉及的专家学者,感谢为本书出版付出辛勤劳动和智慧的人员。本书可作为各地开展梅毒防治的指南,结合本地区的实际情况开展梅毒防治实践,但目前国内外梅毒防治工作和技术进展相对较快,加之编者学识和经验的限制,在编写过程中难免会有遗漏和不当之处,恳请各位读者和同行提出宝贵意见和建议,以使本书得以日臻完善。

目　录

第一章

梅毒基础知识

梅毒（Syphilis）是由苍白（梅毒）螺旋体引起的慢性、全身性性传播疾病（Sexually Transmitted Disease,STD），是经典的性病之一。在临床上，梅毒可表现为一期梅毒（Primary syphilis）、二期梅毒（Secondary syphilis）、三期梅毒（Tertiary syphilis）、隐性（潜伏）梅毒（Latent syphilis）和胎传（先天）梅毒（Congenital syphilis），几乎可引起人体全身所有组织和器官的损害和病变，产生功能障碍，甚至死亡，是《中华人民共和国传染病防治法》（2004年）规定的被列为乙类防治管理的传染病之一。

梅毒在世界范围广泛流行。据世界卫生组织（World Health Organization, WHO）的统计，在每年4.48亿的新发性传播感染中有1200万的梅毒新发病例，并且这些新发病例主要集中在南亚、东南亚和次撒哈拉非洲。据史料记载，梅毒自1505年由印度传入我国广东，至今已有500多年的历史。在我国，1949年前梅毒是最主要的性病，1949年后，我国政府大力防治性病，到20世纪60年代初就基本消灭了梅毒。80 年代以来，随着改革开放和人口流动的增加，梅毒也再次发生流行。90 年代末以来，全国梅毒报告病例数呈快速增长趋势。1999 年全国报告梅毒病例数 80406 例，报告发病率为 6.50/10 万，2009 年梅毒报告病例数为 327433 例，报告发病率为 24.66/10 万，发病率年均增长 14.3%。2009 年，梅毒报告病例数在我国甲乙类传染病中居第 3 位。

第一节　梅毒病原体特征

梅毒的病原体为梅毒螺旋体（Treponema Pallidum），因为该病原体折光性强，不易着色，故又被称为苍白螺旋体。

一、梅毒螺旋体的发现简史和分类地位

梅毒螺旋体在适宜条件下可以横断分裂的方式繁殖，其世代增殖时间约为 30 ～ 33 小时。病人在感染梅毒螺旋体后即被称为梅毒患者。梅毒的名称首次出现在 16 世纪，因意大利医生吉罗拉莫·弗拉卡斯托罗（Girolamo Fracastoro）所写的《Syphilis, or French Disease》而得名，并被沿用至今。

（一）发现简史

梅毒螺旋体于 1905 年 3 月 3 日被德国科学家绍丁和霍夫曼（Schaudinn & Hoffmann）发现。该螺旋体的发现受益于德国科学家西格尔（Siegels）早期的研究。当时，工作于德国柏林大学动物研究所的约翰·西格尔声称已经在梅毒性病变的组织中找到了一种鞭毛原虫。由于这个发现当时受到很大的质疑，为了回应质疑，相关组织决定对此事进行系统的调查，而负责调查此事的人就是后来发现梅毒螺旋体的动物学家绍丁和皮肤科医生霍夫曼。在后续开展的调查中，绍丁和霍夫曼成为了首批发现梅毒螺旋体病并对其命名的科学家，经过几番更名，最终科学界将该螺旋体命名为梅毒螺旋体，并沿用至今。

关于梅毒的起源，科学界目前尚无统一的定论。目前流行的说法主要有以下两种：第一种理论认为梅毒是海地岛的地方性流行病，在哥伦布来到海地岛之前，梅毒已经在此广泛传播，后来，哥伦布在发现新大陆的过程中来到此地，并在从美洲返回欧洲的过程中将此病带入欧洲，从而引发了此病在欧洲乃至全球的流行与传播；第二种理论认为梅毒在哥伦布航海前已经传入欧洲。持第二种理论的人认为梅毒起源于中非，后传入欧洲，只是当时流行范围比较小，没有得到广泛的关注，直至哥伦布航海之后才引起较大的流行。关于梅毒何时传入中国国内有比较统一的说法，大家广泛认为约在1505 年梅毒由印度传入我国广东一带，并开始流行，在当时被称为"广东疮"或"杨梅疮"。

（二）分类地位

螺旋菌科（Spirochaetaceae）主要有四大属，其中对人有致病作用的病原性螺旋体有以下三个属。

（1）钩端螺旋体（Leptospira）：螺旋细密而规则，菌体一端或两端弯曲如钩。大多存在于水中，部分能使人致病，如病原性钩端螺旋体。

（2）疏螺旋体（Borrelia）：螺旋稀疏而不规则，有 5～10 个弯曲。致病的有回归热螺旋体。

（3）密螺旋体（Treponema）：该螺旋体有 8～14 个细密而规则的螺旋。致病的有梅毒螺旋体和雅司螺旋体。

梅毒螺旋体属于密螺旋体属（Treponema），此菌属为螺旋致病菌，主要通过性交等方式由破损处传染。在感染梅毒螺旋体后，梅毒螺旋体大量分布于早期感染者皮肤黏膜损害表面，也常见于唾液、乳汁、精液、尿液、阴道分泌物，当易感人群破损处接触到带有梅毒螺旋体的体液后即可能获得感染。

二、梅毒螺旋体的形态结构

梅毒螺旋体细长，是一种小而纤细的螺旋状微生物，长约7～14 微米，直径约 0.25 微米。形似细密的弹簧，螺旋弯曲规则，平均 8 ～ 14 个，螺旋等距约为 1 微米，螺旋两端尖直。

梅毒螺旋体具有细菌所有的基本结构，同时又与原生动物（原虫）相似，故而认为在生物学位置上，螺旋体是介于细菌与原虫之间的一类微生物。

电镜下显示梅毒螺旋体结构复杂，从外向内分为：外膜（主要由蛋白质、糖及类脂组成）、轴丝（主要由蛋白质组成）、圆柱形菌体（包括细胞壁、细胞膜及胞浆内容物），并且一般染料不易着色。梅毒螺旋体有生活发育周期，其生育周期具体可分为颗粒期、球形体期及螺旋体期，平均约 30 ～ 33 小时增殖一代。梅毒螺旋体的发育周期与所致疾病周期、隐伏发作及慢性病程有关。梅毒螺旋体的繁殖方式为横断分裂生殖。

梅毒螺旋体具有以下典型的结构特征：①螺旋整齐，数目固定；②折光性强，较其他螺旋体亮；③运动缓慢而又规律，并具有以下三种运动方式：围绕其长轴做旋转运动，伸缩其螺旋间距离做前后运动，和完全扭动做蛇形运动。

此外，梅毒螺旋体内含有多种抗原物质，多数为非特异性抗原（如心磷脂），小部分为特异性抗原（如 TP 抗原）。梅毒螺旋体抗原主要可分为以下三类。

（1）螺旋体表面特异性抗原：该特异性抗原可刺激机体产生特异的凝集抗体及密螺旋体制动或溶解抗体，后者加补体可溶解螺旋体。

（2）螺旋体内类属抗原：可产生补体结合抗体，与非病原性螺旋体有交叉反应。

（3）螺旋体与宿主组织磷脂形成的复合抗原：当螺旋体侵入组织后，组织中的磷脂可黏附在螺旋体上，形成复合抗原，此种复合抗原可刺激机体产生抗磷脂的自身免疫抗体，称为反应素；并且，此反应素可与牛心肌或其他正常动物心肌提取的类脂质抗原起沉淀反应（康氏试验）或补体结合反应（华氏试验）。

梅毒螺旋体在与自然界的竞争中形成了其独特的逃避宿主免疫反应的机制，该机制主要分为以下几种：①免疫屏蔽；②免疫豁免；

③抗吞噬作用；④诱导吞噬细胞功能下调。

梅毒螺旋体完整的基因序列被证实并显示为 1138006 个碱基对（BP），其中包含 1041 个开放阅读框架，每个读码框平均为 1023BP，代表 92.9% 螺旋体 DNA。梅毒螺旋体内约 55% 读码框（577 个）有生物学功能。

三、梅毒螺旋体的理化特征和抗生素敏感性

（一）理化特征

梅毒螺旋体属厌氧微生物，可在人体内长久生存和繁殖，但在体外不易存活，并且对温度、干燥均特别敏感，离体干燥 1～2 小时即死亡。梅毒螺旋体不耐温热，41℃水中存活 2 小时即死亡，煮沸（100℃）可在短期内立即将其杀死。另外，梅毒螺旋体耐寒力强，0℃冰箱可存活 48 小时，一般 48～72 个小时内方会死亡；如将梅毒病损标本置于冰箱内，经 1 周仍可致病。在低温（-196～-78℃）下，如在固体 CO_2 冷冻下可存活数年并保持其形态。干燥、阳光、肥皂水很容易将其杀死。此外，梅毒螺旋体对化学消毒剂敏感，在 1%～2% 石炭酸中存活数分钟后死亡，汞剂、苯酚、乙醇等常用的消毒杀菌液亦很容易将其杀死。

由于梅毒螺旋体的生物学性状比较特殊，其体外培养至今尚未成功，故此使对梅毒螺旋体的基础研究、实验室诊断及疫苗研究等受到极大影响，有待科学界进行进一步的研究以解决此方面的问题。

（二）抗生素敏感性

梅毒螺旋体具有抗生素敏感性，对青霉素、四环素、砷剂等抗生素皆敏感。因而在感染梅毒螺旋体后，服用一定剂量的抗生素是治疗梅毒的主要手段。然而，近期的研究发现梅毒螺旋体的变异株即大环内酯类耐药株已经开始在许多国家流行，并且有快速扩散的趋势，需要引起足够的关注与重视。

第二节　梅毒的病程和分期

根据疾病的传播途径，我们一般将梅毒分为两类，即获得性梅毒和先天梅毒（胎传梅毒）；根据疾病的不同病期，我们可以将梅毒划分为早期梅毒（一期梅毒和二期梅毒）和晚期梅毒（三期梅毒）；根据有无临床表现，我们又将梅毒划分为显性梅毒和潜伏梅毒（隐性梅毒）。我们根据此分类标准将梅毒详细划分为以下不同病程和分期的梅毒（图 1-1）。

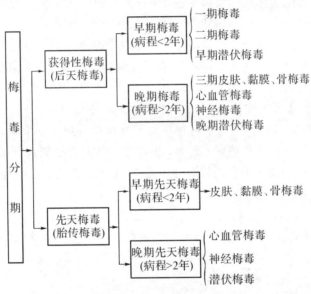

图 1-1　梅毒病程和分期图

一、获得性梅毒

按照这样的分类标准和原则，我们可以将获得性梅毒分为早期梅毒和晚期梅毒。

（1）早期梅毒：感染后病期在 2 年以内的梅毒病例，主要包括一期梅毒、二期梅毒和早期潜伏梅毒。

（2）晚期梅毒：感染后病期超过两年的梅毒病例，又称三期梅毒，包括晚期良性梅毒（皮肤黏膜、眼、骨等梅毒）、心血管梅毒、神经梅毒、内脏梅毒和晚期潜伏梅毒。

（一）一期梅毒

一期梅毒主要表现为硬下疳与近卫淋巴结肿大。

1. 硬下疳

约在感染后2～4周病人会出现硬性下疳，该硬下疳大多发生在病人的生殖器部位，也可见于宫颈、肛周、口唇、咽、舌、乳房、手指等处。男性则多见于冠状沟、阴茎体、包皮、包皮系带、龟头等部位。男男性行为者，也多见于肛周、肛管、直肠或口腔等处。女性多见于大小阴唇、阴唇系带、阴道前庭、阴道壁或子宫颈等部位。

硬下疳开始时为一丘疹或结节，后迅速破溃成溃疡，上附少量浆液性分泌物，内含大量梅毒螺旋体，溃疡可逐渐扩大，形成硬下疳。一般情况下，硬性下疳常为单发，具有软骨样硬度，无疼痛，如不治疗，3～8周内自然消退，局部不留痕迹或留有轻度萎缩性疤痕。

典型的硬下疳具体表现为：①单个溃疡；②溃疡呈圆形或卵圆形，直径1～2厘米，境界清楚，边缘隆起，呈肉红色，表面清洁，上有少量渗出物；③触诊时有软骨样硬度；④无自觉疼痛与触痛（无继发感染）；⑤未经治疗可在3～8周内自然消失，不留痕迹或留有浅表疤痕和色素沉着。

不典型的硬下疳主要表现为多个溃疡、深溃疡、自觉疼痛、包皮龟头弥漫性红肿渗液等。

2. 近卫淋巴结肿大

硬下疳出现1～2周后，腹股沟淋巴结肿大，多为双侧。淋巴结肿大的特点是：常为多个，大小不等，质地较硬，有弹性，不黏连、可活动，彼此不融合，无疼痛及触痛，表面无红、肿、热、痛，不化脓破溃，穿刺液中含有梅毒螺旋体。

3. 血清学反应阳性

除上述提到的症状外，一期梅毒出现3～4周后，梅毒血清反应由阴性转为阳性。

（二）二期梅毒

二期梅毒阶段，由于梅毒螺旋体从淋巴结进入血液，在体内播散后出现全身症状。一般发生在感染后 7～10 周，或硬下疳出现后 6～8 周，常常表现为低热、头痛、头晕、恶心、乏力、关节痛、肌痛和浅表淋巴结（全身淋巴结）肿大。

1. 二期皮肤黏膜损害

皮疹多样，在全身广泛分布而对称，无自觉症状或自觉症状轻微，对组织破坏性较小、传染性强，可自行消退。主要有以下几种二期梅毒毒疹。

（1）皮疹：全身出现皮疹，最为常见的为斑疹（玫瑰疹）、斑丘疹。此外，亦可表现为丘疹、丘疹鳞屑疹、脓疱疹、毛囊疹、蛎壳状疹、丘脓疱疹等，常对称分布于躯干和四肢，密集不融合，无自觉症状。掌跖典型皮损为暗红色或淡褐色环状脱屑性斑疹，此表现具有特征性。

（2）黏膜损害及扁平湿疣：表现黏膜红肿糜烂，有渗出物。其中的一种黏膜损害常发生在肛门、外生殖器周围的扁平丘疹，因常受摩擦，表面易糜烂渗出，故称扁平湿疣。扁平湿疣好发于肛周、外生殖器等皮肤互相摩擦和潮湿的部位，为扁平丘疹，可融合成斑块状，高出皮面，界限清楚，表面湿润，呈灰白色或暗红色，含有大量梅毒螺旋体，传染性强。也有表现为灰白色、表面粗糙而潮湿、较小的湿丘疹。

（3）梅毒性脱发：除上述皮肤黏膜受侵外，二期梅毒还可表现为虫蚀样脱发，主要表现为头部圆形或椭圆形脱发，呈虫蚀状，脱发区的边缘境界不清楚，多发于颞部、顶部或枕部，一般无自觉症状，病愈后毛发能重新长出。

（4）梅毒性甲病：常表现为指端红肿、触痛，渐累及甲床、甲周，多诊断为甲床炎、甲沟炎。

（5）黏膜斑：典型的黏膜斑一般持续 2～3 周。多见于口腔、咽、喉和鼻腔及生殖器部位的黏膜。典型的黏膜斑是浅表的糜烂性损害，呈圆形、扁平，多发亮、灰白色或粉红色，周围有暗红色晕。

大量的梅毒螺旋体常见于黏膜斑中，故而传染性较强。

2. 全身浅表淋巴结肿大

大约 50%～85% 的二期梅毒病例表现为典型的全身浅表淋巴结肿大。与一期近卫淋巴结肿大相似，此类淋巴结常表现为孤立，不与周围组织黏连，并且不化脓，不破溃，可活动。

3. 二期骨关节损害

二期骨关节损害主要表现为骨损害（骨膜炎、骨炎）及关节损害（关节炎、滑膜炎、腱鞘炎），最典型的表现为骨膜炎和关节炎。骨膜炎多发生在四肢长骨。上述损害一般无自觉症状，少数出现疼痛，一般白天和活动时疼痛较轻，晚间和休息时疼痛加重。

4. 二期眼梅毒

眼梅毒主要表现虹膜睫状体炎、视网膜炎、视神经炎、角膜炎、虹膜炎、脉络膜炎等。

5. 二期神经梅毒

分为无症状神经梅毒、梅毒性脑膜炎、脑血管梅毒，其中以无症状神经梅毒居多。

6. 二期内脏损害

主要包括以下几类疾病：肝炎、肾病、脾脏肿大、胃肠道疾病等。

7. 二期复发梅毒

二期梅毒症状消退后可复发，多发生在感染后 1～2 年内，复发的主要原因为抗梅毒治疗剂量不足或者患者免疫力降低。患者重新出现二期梅毒损害，称为二期复发梅毒。这些复发损害与二期显性损害相似，但损害数目较少，所含的螺旋体亦少，但复发性梅毒损害的破坏性较大。二期复发梅毒可有血清复发以及皮肤黏膜、眼、神经系统、骨关节、内脏损害复发，以血清复发多见。皮肤黏膜损害与二期梅毒疹相似，但数量少，分布局限而不对称，皮疹较大，形态各异，对组织的破坏性较大。

8. 二期梅毒患者血清反应阳性

二期梅毒病人梅毒螺旋体抗原试验和非梅毒螺旋体抗原试验均

呈阳性。

（三）三期梅毒或晚期梅毒

三期梅毒一般发生在发病后 2 年或更长时间。好发于 40 ～ 50 岁之间。三期梅毒发生的主要原因是感染梅毒后未经驱梅治疗或驱梅治疗不规范，如治疗时间不足，用药量不够等。

三期梅毒具有以下几项特征：①一般发生时间较晚（约在感染后 2 ～ 15 年），病程长，如不治疗，可长达 10 ～ 30 年，甚至终身。②症状复杂，可累及全身任何组织器官，其中皮肤、黏膜、骨、关节、内脏及神经系统是较易侵犯的对象。另外三期梅毒易与其他疾病相混淆，给该病的诊断即病程的确定带来很大的困难。③虽然感染的时间长，但三期梅毒感染者体内及皮损中梅毒螺旋体数量少，不易找到，并且此阶段的梅毒螺旋体传染力相对较弱，但破坏组织力强，常造成组织缺损，器官破坏，可致残废，甚至危及生命。④抗梅治疗虽有疗效，但对已破坏的组织器官则无法修复。⑤梅毒血清反应不稳定，阴性率可达 30% 以上，脑脊液常有改变。

根据三期梅毒的具体情况，我们可以将三期梅毒划分为以下几类：晚期良性梅毒、神经梅毒、心血管梅毒及晚期其他梅毒。

1. 晚期良性梅毒

（1）三期皮肤黏膜梅毒：三期梅毒皮肤黏膜损害占晚期良性梅毒发生率的 30% 左右，多数发生在感染后 3 ～ 10 年内。临床上可分为结节性梅毒疹、树胶肿、近关节结节等。三期皮肤黏膜梅毒具有以下特点：①皮损数目少，孤立或簇集而非对称，常发生于易受外伤的部位；②炎症现象及全身症状轻微，皮损缺乏自觉症状，如果三期梅毒侵犯骨膜及骨则感疼痛，以夜间为甚；③有树胶肿性浸润硬结，破溃后形成的溃疡其底仍有硬结性浸润，消退甚慢，常达数月以上；④易发生溃疡，有中心愈合、向四周蔓延的倾向，溃疡具有特异的肾形、环形、多环形或马蹄形；⑤由于梅毒螺旋体数量较少，传染性较弱，同时损害表面梅毒螺旋体数目也比较少，暗视野镜检难以查见，因而诊断稍有困难，但接种仍可呈阳性；⑥破坏组织力大，愈合可形成萎缩性瘢痕，周围有色素沉着；⑦病程缓慢，可自愈；⑧抗梅毒治疗效果较好，治疗后愈合较快。

①结节性梅毒疹：多见于头面部、四肢伸侧、肩胛与肩胛间处。结节性梅毒疹常表现为成群圆形、褐色或紫色皮下小结节，直径约为 0.3～0.5 厘米，如黄豆大，稍高出皮面。单发或多发，发生后数周逐渐扩大成片，有时排列成环状或形成小溃疡。溃疡结节可破溃，溃疡治愈后遗留浅表疤痕和色素沉着，在边缘又发生新的小结节，自觉症状极轻。

②树胶肿：是三期梅毒的特征性损害。开始为皮下小硬结，数目少，逐渐扩大，坚实而硬，呈紫褐色，直径可达 3～5 厘米，无疼痛感。硬结与周围组织黏连成浸润性斑块，中央软化而有波动感，随后发生溃破，渐成溃疡，排出黏稠胶样液体。溃疡较深，常一面愈合，一面继续发展，形成穿凿形或马蹄形溃疡，境界较清楚，边缘锐利坚硬，基底为红色肉芽组织，表面有胶样物质，治愈后可有萎缩性疤痕和色素沉着，一般无自觉症状，溃疡也能自愈。

③近关节结节：发生于髋、肘、膝等大关节附近的皮下结节，对称发生，直径约为 1～2 厘米，质硬，无自觉症状或稍有压痛，不破溃，可持续数年。

④黏膜损害：为口腔、舌、上颚、鼻、咽喉处的树胶肿或软骨膜炎。上颚及鼻中隔黏膜树胶肿可侵犯骨质，排出死骨，造成上颚及鼻中隔穿孔和鞍鼻。

（2）骨梅毒：以骨膜炎为多见，其次是骨髓炎和骨炎等，晚期关节梅毒包括关节炎和滑囊炎。晚期骨梅毒的特点：①有钝性疼痛，晚间或温暖时加重，白天或寒冷时减轻；②损害一般为增生性的，发生骨赘、骨疣和骨质增生等；③损害发展较缓慢，病程较长；④一般无全身症状；⑤有自愈倾向；⑥抗梅毒治疗效果较好，治疗后愈合较快。

（3）眼梅毒：主要包括间质性角膜炎、虹膜睫状体炎、视网膜脉络膜炎、视神经炎等。

2. 神经梅毒

神经梅毒主要是由早期梅毒未经正规治疗而导致，早期病理改变是脑膜炎，表现为脑膜血管周围淋巴细胞、单核细胞浸润。颅底脑膜炎可侵犯脑神经，容易出现第Ⅲ、Ⅵ、Ⅶ及Ⅷ对脑神经麻痹症状。炎症波及脑膜小动脉可引起动脉炎性闭塞及脑或脊髓局灶性缺血坏死。在脑膜炎后，炎症细胞进一步向脑皮质及皮质小血管迁移，导致皮质神经元缺失和胶质细胞增生，此时可在病人脑皮质中检测到梅毒螺旋体。梅毒性脊髓痨可见脊膜及小血管的炎症伴随后根和后索变性。视神经梅毒表现为视神经萎缩。大多数病人在感染梅毒后5～20年出现神经系统症状和体征。神经梅毒有多种临床类型，主要包括无症状神经梅毒，梅毒性脑膜炎（包括梅毒性脑膜炎、梅毒性硬脊膜炎），脑膜血管梅毒（包括脑膜血管梅毒、脊髓血管梅毒），实质性神经梅毒（包括麻痹性痴呆、脊髓痨、视神经梅毒），梅毒树胶肿，多发性神经根神经炎等。

（1）无症状性神经梅毒（Asymptomatic neuro syphilis）：无任何神经系统症状和体征，个别病人瞳孔异常，但脑脊液有异常变化。头颅核磁共振成像检查（Nuclear magnetic resonance imaging, MRI）可见脑膜强化。

（2）脑膜神经梅毒（Meningeal syphilis）：可发生于梅毒感染任何时期，多见于梅毒感染1年后，可分为梅毒性脑膜炎和梅毒性硬脊膜炎。

①梅毒性脑膜炎：主要表现为发热、头痛、恶心、呕吐、颈项强直、克尼格征阳性和视乳头水肿等。部分病人可出现脑神经麻痹，脑膜刺激征阳性。慢性脑膜炎时以颅底脑膜炎为主，易累及脑神经，表现为脑神经麻痹症状，如眼肌麻痹，面瘫和听力丧失。如脑脊液循环通路受阻可出现脑积水。脑脊液检查可出现压力增高，细胞数和蛋白增高。部分病人可出现脑神经麻痹，第Ⅲ、Ⅵ、Ⅶ、Ⅷ对脑神经受累。

②梅毒性硬脊膜炎：少见，表现为臂和手放射痛、感觉异常、腱反射消失和肌肉萎缩、受累部位以下关节段感觉缺失、强直性轻瘫和颈项强直。

③脑膜血管梅毒（Meningovascular syphilis）：脑膜血管梅毒主

要分为脑血管梅毒和脊髓脑膜血管梅毒。梅毒感染可累及脑血管，引起脑梗死。内囊和基底节区 Heubner 动脉，豆纹动脉等中小动脉容易受累及，临床表现为偏瘫，偏身感觉障碍，偏盲和失语。病人年龄通常比动脉粥样硬化病人更年轻。头颅 MRI 检查除显示脑梗死病灶外，可见脑膜强化。脊髓脑膜血管受累少见，临床为横贯性脊髓炎表现，运动、感觉障碍，大小便功能障碍。

④脑实质梅毒：常见的脑实质梅毒有麻痹性痴呆和脊髓痨。麻痹性痴呆一般发生于梅毒感染后 10 ～ 20 年，潜伏期很长。发病年龄以 35 ～ 45 岁多见。麻痹性痴呆的主要发病机理为大脑皮层弥漫性实质性损害而导致进行性精神衰退。麻痹性痴呆的主要临床症状有以下几种：精神症状，主要表现为进行性的智力减退，注意力不集中，判断力和记忆力下降，情绪变化无常，起病隐袭。早期表现常为性格改变、焦虑不安、易激动、情绪波动、人格改变等，常被忽略或误诊为焦虑抑郁等精神疾病。逐渐出现记忆力、计算力、认识力减退等智能障碍。可伴有各种妄想和幻觉，异常的情感反应，病程晚期可发生严重的痴呆。如症状继续发展，最终发展为痴呆状态，痉挛性截瘫或去皮层状态。神经症状，除智能下降这一核心症状外，20% 的麻痹性痴呆病人可合并癫痫发作，震颤（特别是唇、舌及手），口吃及发音不清，共济失调，四肢瘫痪及大小便失禁。少部分病人可合并面舌部及肢体的抖动，部分病人可见阿－罗氏瞳孔，表现为瞳孔对光反射消失而辐辏反射存在。脊髓痨，多发生于梅毒螺旋体感染后 5 ～ 30 年，是梅毒螺旋体侵犯脊髓后索及后根引起神经细胞变性坏死的一组临床综合征。常表现为双下肢或全身疼痛，呈针刺样或闪电样（多见于下肢），感觉异常（束带感、蚁走感、感觉过敏）。浅感觉障碍表现为肢体麻木，发冷，痛温觉减退，深感觉障碍表现为振动觉和关节位置觉减退，感觉性共济失调。神经系统查体可见腱反射消失，深浅感觉减退，感觉性共济失调和阿－罗氏瞳孔。自主神经障碍表现为性功能减退，排尿困难，尿潴留减退，内脏（胃、喉、膀胱或直肠）危象。神经营养障碍，出现足底穿孔，溃疡。夏科氏关节（无痛，非炎症，关节肿胀变形，反复

损伤导致骨生长过度），表现为髋，膝，踝关节炎，因感觉障碍失去对关节保护作用，反复损伤后关节面变形，易骨折，脱位或半脱位。

⑤梅毒性视神经萎缩：罕见，表现为进行性视力丧失，可从单眼开始，表现为视野变小，再累及双眼。眼科检查可见视神经萎缩。

3. 心血管梅毒

心血管梅毒发生于感染后 10 ～ 30 年，属晚期梅毒，是指由梅毒螺旋体进入主动脉外层与中层，导致主动脉炎，产生主动脉瘤、冠状动脉口狭窄和主动脉瓣关闭不全等病变，引起相应的临床表现。在极少情况下，螺旋体亦可侵入心脏。心血管梅毒损害呈破坏性，危害大，死亡率较高，即使通过治疗也难以得到恢复。

（1）单纯性梅毒性主动脉炎：梅毒螺旋体侵犯主动脉壁的滋养血管，引起炎症损害。常发生于升主动脉。可有胸骨后不适感或疼痛。有的病人伴发阵发性呼吸困难。

（2）梅毒性主动脉瘤：根据动脉瘤的不同位置又可分为主动脉升部动脉瘤、主动脉弓部动脉瘤、主动脉降部动脉瘤、窦动脉瘤及腹主动脉瘤。多发生于升主动脉及主动脉弓，由于动脉壁破坏，失去弹性，产生梭状或囊袋状动脉瘤，可产生胸痛和压迫邻近组织的症状，严重者血管瘤可突然发生破裂，导致病人猝死。

①主动脉升部动脉瘤：该动脉瘤常向前、右及上部伸张。如向前扩大，则可引起胸骨右侧第一及第二肋间局部隆起及搏动；如向右扩张，则可压迫上腔静脉、无名静脉、右肺及右支气管。上腔静脉受压可产生面部、上肢浮肿和青紫，胸壁静脉怒张。右支气管或右肺受压，常可引起气急和铜音样咳嗽，并有反复肺部感染。在少数情况下，肺总动脉可受压而产生类似肺动脉狭窄的症状和体征。如瘤体破裂入肺动脉，可出现类似动脉导管未闭的表现。由于升部主动脉瘤常可增长得很大而无症状，故又称"体征性主动脉瘤"。少数患者可因瘤体破裂至胸腔而引起突然死亡，破裂入心包腔内而引起心脏压塞。有时由于主动脉瘤压迫神经、肋骨或胸骨而引起明显胸痛。

②主动脉弓部动脉瘤：动脉弓部动脉瘤常早期因压迫周围结构

如食管、气管、喉返神经、交感神经、膈神经、上腔静脉或胸椎，而产生症状，故又称"状性主动脉瘤"。如压迫食管，产生吞咽困难；压迫左侧喉返神经，产生声带麻痹和嘶哑；压迫上腔静脉，引起上腔静脉综合征；压迫交感神经丛，可产生一侧瞳孔缩小或一侧面部无汗；压迫膈神经，引起呃逆、膈肌瘫痪和持续胸痛；压迫左侧支气管，造成支气管狭窄和肺不张，除引起铜音样咳嗽和反复肺部感染外，还可引发哮喘。此时如嘱患者向右前方向俯卧，可使哮喘改善；少数患者可因动脉瘤破裂入气管，引起大量咯血和窒息而死亡；压迫肺静脉或奇静脉，可引起胸膜积液等。如主动脉瘤向前胸突出，可产生局部搏动，并伴有震颤。如动脉瘤波及无名动脉，可引起两侧上肢血压及脉搏不等，一般左侧上肢脉搏较小。心脏无明显扩大；但在主动脉瘤部位可听到收缩期杂音。

③主动脉降部动脉瘤：主动脉降部动脉瘤可很大而不产生症状或体征。有时可因压迫食管及支气管而致吞咽困难、咳嗽、气急及反复呼吸道感染。如压迫肋骨或胸椎，可引起剧烈胸痛，并产生左后胸壁搏动。

④主动脉窦动脉瘤：主动脉窦被包围在心血管结构中，其左前为肺总动脉和右心室圆锥部，右前为上腔静脉和右心房，右后为右肺动脉和右侧支气管，左后则为左心房。因此在主动脉窦动脉瘤破裂前很难诊断。如主动脉窦动脉瘤位于前面或左后，由于冠状动脉在此开口，故常引起心绞痛。如主动脉窦动脉瘤向肺动脉、右心室或右心房破裂，可在短期内产生右心室衰竭，并在胸骨左缘第3肋间产生连续性机器样杂音和震颤。X线显示肺部呈主动性充血，心脏明显增大。如破裂入左心房，则除在胸骨左第3肋间和后背近左心房处产生连续性机器样杂音外，常可引起左心房明显增大、肺静脉淤血和左心室衰竭。

⑤腹主动脉瘤：由梅毒引起的腹主动脉瘤较少见。一般发生在太阳神经丛附近。症状为持续性或阵发性上腹痛，主要由于脊柱或其他器官受压所致。体征示局部有搏动性肿瘤伴有震颤。常在第七～十一胸椎至第二腰椎部显示脊柱侵蚀。

（3）梅毒性主动脉瓣关闭不全：可产生动脉血反流引起的一系列症状，临床可见舒张期吹风样杂音，左心室肥大，脉压大，指端甲床毛细血管搏动，收缩期杂音等，严重时可发生心力衰竭。

（4）梅毒性冠状动脉可狭窄或阻塞：症状累及冠状动脉所致，可引起心绞痛和心肌梗死。

（5）心肌树胶肿：少见，心肌梅毒性病变常呈树胶样肿。常位于左心室的间隔部，心电图可示左束支传导阻滞，如肿瘤增大，可引起假性左房室瓣狭窄。弥散性者常引起心脏明显扩大和顽固性心力衰竭。

4. 其他晚期内脏梅毒

包括呼吸道、消化道、脾脏、泌尿生殖系统、内分泌腺梅毒等。

（四）潜伏梅毒

潜伏梅毒是指感染者有梅毒感染史或已被确诊为梅毒患者，在感染后的某一时间段内，皮肤、黏膜以及任何器官系统均无异常发现或者症状已经消失。同时运用物理检查，胸部 X 线等检查均缺乏梅毒临床表现。在此阶段，患者脑脊液检查亦正常，而仅梅毒血清反应阳性。虽然潜伏期梅毒无临床症状，但其仍然具有一定的传染性，在此阶段，梅毒螺旋体可以通过相应的传播途径传给其他的接触者，虽然传染力相对较弱。潜伏期梅毒的发病原因主要是由于感染梅毒后未经治疗或剂量不足所致。在此阶段内，由于患者的抵抗力较强，在机体免疫系统的作用下，梅毒螺旋体就暂时潜伏下来，当机体抵抗力降低时又可产生临床症状而表现出来。

（五）梅毒合并 HIV 感染

由于患者感染了 HIV，导致机体的免疫系统不同程度受损，影响了机体的免疫反应。因而，在感染梅毒螺旋体后，患者可能不具备早期梅毒出现的皮肤损害、关节炎、骨炎等特征。但是患者体内梅毒螺旋体却处于活动阶段，且病程较其他未感染 HIV 的病人进展快，甚至出现快速进展的恶性梅毒。HIV 感染还可增加早期神经梅毒的发生，而且影响抗梅毒药物的治疗效果。

（六）先天性梅毒（又称胎传梅毒）

先天梅毒是由梅毒螺旋体借助母体胎盘绒毛的渗透与弥散作用，沿脐带血进入胎儿体内导致胎儿感染所致。由于妊娠四个月前胎盘循环尚不健全，胎儿免疫功能尚未成熟，对感染不发生反应，故先天梅毒多发生在妊娠四个月后。孕妇感染梅毒后，可导致流产，早产或死胎。先天性梅毒和获得性梅毒的临床特征有很多相似之处，总体来说除脊髓痨以外，其他所有类型梅毒均可出现，并可见脑积水和 Hutchinson 三联征（间质性角膜炎、牙改变和听力丧失）。

先天梅毒又分为早期先天梅毒和晚期先天梅毒。早期先天梅毒主要是指出生后 2 岁内发病的梅毒，约 2/3 的病人在出生后 3～8 周发病。晚期先天梅毒主要是指出生后 2 岁以后发病的梅毒，多在 5～8 岁发病。

1. 早期先天梅毒

早期先天梅毒多发生在胎儿生后 3 周至 3 个月，新生儿一般伴有以下几种表现。

（1）营养障碍：患儿发育营养差，皮肤萎缩、松弛，消瘦，发育迟缓。

（2）皮肤黏膜损害：患儿的皮肤黏膜损害与成人相似，但不发生硬下疳。具体的有以下几个方面的表现：①皮疹或水疱，具体表现为大疱型皮损（梅毒性天疱疮）及斑丘疹、丘疹鳞屑性损害，皮疹为铜红色浸润性斑块，掌跖有大疱或脱屑；②在口角、鼻孔及肛门周围可发生线状皲裂性损害，口围呈放射状皲裂，愈合后成放射状疤痕，具有诊断意义，也可侵及黏膜，常见卡他性鼻炎、喉炎、声音嘶哑、破坏鼻软骨可形成鞍鼻；③在皱褶部位（特别是肛周）损害可发生糜烂，形成扁平湿疣；④脱发。

（3）上呼吸道炎症：鼻炎为最常见的早期症状，可因流鼻涕、鼻塞以致哺乳困难；喉炎可造成声音沙哑；此外，口腔内还会出现黏膜斑。

（4）骨损害：骨损害是先天性梅毒一种常见的临床表现，常发生于出生后八个月内，可引起骨髓炎、骨软骨炎、骨膜炎等。骨骼损害形成的骨膜炎，常发生在小腿伸侧骨膜增厚而成"马刀胫"。这几类骨损害常常累及长骨，疼痛，导致肢体不敢活动，如同肢体麻痹，故被称为巴罗（Parrot）氏假瘫痪或梅毒性假性麻痹。此外，梅毒性指炎也时有发生，主要表现为手指呈梭状肿胀。

（5）其他损害：主要包括肝脾肿大（33%～100%）、全身淋巴结肿大（孤立、坚硬且无触痛）、贫血及血小板数目减少，也可出现先天性梅毒脱发、甲床炎、甲沟炎等。此外，肾小球肾炎和肾病综合征也时有发生。除上述症状外，大多数患者还可能出现无症状中枢神经系统累及，导致脑脊液的白细胞和蛋白数量升高，并且脑脊液梅毒血清学检查呈阳性反应。

2. 晚期胎传梅毒

晚期胎传梅毒多发生在 7～8 岁儿童或青春期，可发生结节性梅毒疹和树胶肿，另外具有下列三个特征性表现，并且这些特征性表现具有诊断意义：①实质性角膜炎：双侧角膜深在性浸润，影响视力；②神经性耳聋；③ Houtchinson 牙齿，表现为门齿下缘出现半月形缺损，且牙齿稀疏，排列不整，也可出现神经、心血管梅毒。具体的临床表现可分为以下两组。

（1）畸形：为早期（包括在母体子宫内）或晚期病变对身体发育造成的损害所遗留。损害无活动性，具有特征性。①骨骼畸形：颅面部畸形，前额圆凸，方颅，鞍鼻、佩刀胫、锁胸关节骨质肥厚（Higoumenakis 征）等；②口腔周围皮肤放射状疤痕及视网膜炎等。

（2）炎症损害：损害仍有活动性，包括：间质性角膜炎、神经性耳聋、脑脊液异常、肝脾肿大、鼻或腭树胶肿、克勒顿（Clutton）关节（对称性无痛性膝肘关节肿胀，关节积水，活动受限，易继发损伤）、骨膜炎、指炎及皮肤黏膜损害。可发生无症状晚期神经梅毒、麻痹性痴呆及脊髓痨，同时可发生智力发育迟缓。

3. 先天潜伏梅毒

发病原因主要是先天感染梅毒后未经治疗所致，无具体临床特征、梅毒血清试验呈阳性。

（七）妊娠期梅毒

指妊娠期发生或发现的活动性梅毒或潜伏梅毒。孕妇早期梅毒的传染性强，80% 以上的孕妇会引起不良妊娠结局，导致流产、死胎、早产和先天梅毒儿；孕妇晚期梅毒的传染性较弱。

（八）梅毒病理

各期梅毒损害的组织病理基本相似，主要表现血管内皮细胞肿胀增生，最后血管腔阻塞，血管周围大量浆细胞、淋巴细胞和组织细胞浸润，晚期梅毒除血管变化外，主要是肉芽肿的改变，中央因血管阻塞缺血，引起干酪样坏死，周围有上皮样细胞和巨细胞浸润。

第三节　梅毒传播方式和危害

梅毒是由梅毒螺旋体引起的性传播疾病，传染性极强，绝大多数是通过性接触传播。了解梅毒的传播途径及其危害对疾病的防治工作非常重要，这一节我们将详细阐述梅毒的传播途径以及梅毒的危害，通过本章节的学习，我们希望读者能够清楚了解梅毒的传播方式和危害，以便更好地做好梅毒的预防和治疗工作，减少梅毒在人群中的传播，降低梅毒给社会、经济带来的危害和不良影响。

一、梅毒的传染源

梅毒病人是唯一的传染源。

二、传播途径及易感者

梅毒螺旋体大量存在于皮肤黏膜损害表面，也见于唾液、乳汁、精液等。梅毒的传播途径主要有性传播、血源传播、母婴传播。下面我们将系统介绍每一种传播方式。

（一）性接触传播

性接触传播是梅毒螺旋体最主要的传播途径。临床上有 90% 以上的梅毒病例是通过与梅毒感染者进行性接触而被传染上的。在感染梅毒螺旋体后第一年内，病人具有很强的传染性，随着病程的延长，梅毒螺旋体的传染性越来越小；感染后四年，通过性接触基本无传染。性接触的方式包括阴道交、肛交、口交、深度接吻等。由于人体生殖器部位的皮肤黏膜非常薄，血管丰富，性交时处于极度充血状态，性交摩擦很容易可造成细微的损伤，为梅毒螺旋体的入侵创造了有利条件。不同的性交方式下梅毒传播的几率也各不相同，一般认为肛交时梅毒螺旋体的传播几率最高。

（二）血源性传播

梅毒可通过输血方式进行传播。如果健康人或患有其他各种疾病的病人输入了由梅毒患者提供的血液或血液制品，就可能使受血者感染梅毒。

（三）母婴传播或垂直传播

梅毒螺旋体可通过胎盘屏障而感染胎儿。如果孕妇感染了梅毒，在怀孕期间（一般在妊娠前四个月，由于滋养体的保护作用，梅毒螺旋体不能通过，故妊娠前四个月胎儿不被感染，以后滋养体萎缩，梅毒螺旋体即可通过胎盘进入胎儿体内感染胎儿）可通过胎盘而使胎儿传染梅毒。孕妇患有梅毒，未经及时发现和治疗，或治疗不彻底，梅毒螺旋体可通过胎盘传染给胎儿，使胎儿感染梅毒。胎盘传染主要在孕妇早期梅毒时发生。患早期梅毒的孕妇比患晚期梅毒者更容易发生不良的妊娠结局，如流产、死产、早产、先天梅毒或新生儿死亡。

除通过胎盘屏障这一途径外，在分娩过程中，当胎儿经过患有梅毒母亲的产道时，梅毒螺旋体也可感染胎儿，导致新生儿传染梅毒。

此外，除上述两种垂直传播的方式外，梅毒螺旋体还可以通过哺乳等密切接触的方式而传染胎儿，但相对而言这种传播的发生几率较低。

（四）间接接触传播

由于梅毒螺旋体具有厌氧性，体外不易生存，且对干燥极为敏感，故通过各种器物的间接传染，可能性极小，但是这并不能完全排除梅毒通过间接接触传播的可能。

由于人体内不存在梅毒螺旋体的保护性抗体，因此普通人群均为梅毒螺旋体的易感人群。治愈后的梅毒患者，在接触到新的传染源时依然有被感染的风险。如果患者再次感染，我们称其为梅毒再感染。

三、梅毒的危害

长久以来，人们对梅毒的危害有着广泛的认识，大家普遍认识到感染梅毒螺旋体后如果未经及时、有效的治疗，梅毒螺旋体可以逐步侵犯人体各个系统，长时间潜伏在人体内，并引起多脏器的损伤和功能丧失。近些年来，随着治疗的普及、抗生素的广泛使用，在以往的基础上人们又认识到了变异的梅毒螺旋体的新的危害。我们根据梅毒的病程及梅毒螺旋体的变异特点将梅毒的危害大概归纳如下。

（一）早期梅毒的危害

在上文我们已经提及早期梅毒主要包括一期梅毒及二期梅毒。根据这样的分类特点，我们将从以下两个方面系统地阐述早期梅毒的危害。

感染一期梅毒的患者如果没有得到及时有效的治疗，梅毒螺旋体就会从感染部位进入附近的淋巴系统，并由淋巴系统进入全身血液循环，并在体内大量繁殖、扩增并广泛散布，进而逐步侵犯人体的皮肤、黏膜、骨、内脏、心血管及神经系统等易受累的部位，引起人体多器官的系统反应，并出现多种相应的临床症状。在一期梅毒的起始阶段，人体通常可能先出现流行性感冒一样的全身症状，并常常会被忽视或者误诊，给随后的诊断和治疗带来一定的难度。随着梅毒螺旋体进入淋巴系统及全身血液循环系统，人体会有全身淋巴结的肿大及皮肤黏膜的多种损害。具体的皮肤、黏膜及其他脏器的损害我们已经在上文详细提及。这些皮肤损害主要包括以下几种：斑疹、斑丘疹、脓疱疹；黏膜损害包括梅毒性咽炎、黏膜斑、梅毒性秃发等症状；根据不同的病情，有些患者可能会出现声音嘶哑，甚至完全无法发音的症状。

（二）二期梅毒危害

随着病程的进一步扩展，梅毒患者会进入二期梅毒阶段。和一期梅毒的损害类似，二期梅毒主要损害人体的皮肤、黏膜、骨、内脏、心血管及神经系统等易受累的部位，只是损害相对较重，具体表现在以下几个方面：①二期皮肤黏膜损害，其主要表现为多样性的皮疹并在全身广泛分布而对称，无自觉症状或自觉症状轻微，对组织破坏性较小、传染性强；②黏膜损害及扁平湿疣，表现黏膜红肿糜烂，有渗出物，并在肛门、外生殖器周围分布有扁平丘疹引起的扁平湿疣；③梅毒性脱发，常常表现为虫蚀样脱发，多发于颞部、顶部或枕部，一般无自觉症状；④类感冒症状、全身淋巴结肿大；⑤二期骨关节损害，主要变现为骨损害（骨膜炎、骨炎）及关节损害（关节炎、滑膜炎、腱鞘炎），最典型的表现为骨膜炎和关节炎；⑥二期眼梅毒，主要表现为虹膜睫状体炎、视网膜炎、视神经炎、角膜炎、虹膜炎、脉络膜炎等；⑦二期神经梅毒，分为无症状神经梅毒、梅毒性脑膜炎、脑血管梅毒，其中以无症状神经梅毒居多。

（三）三期或晚期梅毒的危害

三期梅毒症状复杂，可累及全身多组织器官，包括皮肤、黏膜、骨、关节以及各内脏、神经系统，其组织破坏力强，常造成组织缺损，器官破坏，可致残废，甚至危及生命，现我们将三期梅毒的危害概括为以下几个方面：①三期皮肤黏膜梅毒，临床上可分结节性梅毒疹、树胶肿、近关节结节；②黏膜损害，为口腔、舌、上颚、鼻、咽喉处的树胶肿或软骨膜炎，可造成上颚及鼻中隔穿孔和鞍鼻；③骨梅毒，以骨膜炎为多见，其次是骨髓炎和骨炎等，晚期关节梅毒包括关节炎和滑囊炎；④眼梅毒，主要包括间质性角膜炎、虹膜睫状体炎、视网膜脉络膜炎、视神经炎等；⑤神经梅毒，危害主要包括以下几个方面：脑神经麻痹症状、梅毒性脑膜炎、梅毒性脊膜炎、脑膜血管梅毒、脊髓血管梅毒、麻痹性痴呆、脊髓痨、视神经梅毒、梅毒树胶肿、多发性神经根神经炎等；⑥心血管梅毒，危害主要包括主动脉炎，主动脉瘤、冠状动脉口狭窄和主动脉瓣关闭不全等病变。

（四）梅毒螺旋体结构变异引起的危害

致病微生物都有一定程度的变异性，螺旋体也不例外。近年来，梅毒螺旋体结构发生了不同程度的变异，形成了耐药株并具有了耐药性。相比以往的梅毒螺旋体，结构发生变异后的螺旋体危害程度有所增加。同时，由于螺旋体变异后毒性增强，对身体器官的损伤程度加重。除上述两个特点外，感染变异后的梅毒螺旋体的病人还具有病情发展迅速等特点，加之传统治疗效果差，致使梅毒对身体的致残率和致死率增加。同时，随着抗生素的广泛使用，梅毒螺旋体为了逃避宿主免疫系统及药物作用，其结构也不同程度地会发生变化，加速了螺旋体对药物的耐药性的产生，使传统的药物治疗逐渐失去效果，给有效控制梅毒带来了不同程度的困难。

第四节　梅毒的预防

梅毒已成为我国重要的公共卫生和社会问题。20世纪60年代，经过不懈的努力，我国实现了梅毒的基本消灭。自20世纪80年代以来，随着改革开放进程的不断加快，人群流动日益增加，人们对性的认识也逐步发生了改变，越来越多的人具有性伴不固定、多性伴、频繁更换性伴等危险行为，从而导致了梅毒通过性行为得以快速传播，使得近年来我国梅毒报告病例数不断上升。同时，不同人群中梅毒的患病率也出现分化，梅毒流行日趋严峻，梅毒的预防和干预工作迫在眉睫。为了应对梅毒疫情的快速发展，近年来，我国相继出台了相应的法律、法规和政策，并制定了相关预防梅毒传播的策略或措施，规范了梅毒的预防控制工作，对于梅毒的有效控制起到了重要作用。通过这些法律、法规、政策及正确的预防对策和措施的实行，我们希望达到以下几个方面的目的：①有效控制梅毒在我国的流行，保障人民健康，提高人口素质；②作为控制HIV流行的重要策略之一，有效控制艾滋病在人群中的扩散和传播；③降低梅毒感染导致的经济损失，减轻疾病给个人、家庭及社会带来的负担。

为了达到有效控制梅毒流行的目的，近年来，我国的相关组织和机构进行了不断的尝试，提出了许多有效预防梅毒传播的对策和措施。现我们根据人群的差异从以下两个方面阐述预防对策和措施：高危人群的预防对策和措施、一般人群的预防对策和措施。

一、高危人群的预防对策和措施

在健康教育和预防干预中，我们习惯上将高危人群定义为具有传播、感染性病与艾滋病的高度危险的人群，这里，我们将高危人群定义为具有传播、感染梅毒的高度危险的人群。这些高危人群大概可以分为女性性工作者人群、男男同性性行为人群、性病门诊就诊者和嫖客人群。目前，吸食新型毒品导致的性乱人群也逐步受到关注。由于这些人群往往存在性伴不固定、多性伴、频繁更换性伴等危险行为，且不习惯、不愿意或不方便坚持在每次性行为中正确使用安全套，从而存在感染梅毒的较高风险。现我们将针对高危人群的预防、干预对策和措施系统的阐述如下。

（一）女性性工作者人群（Female Sex Worker, FSW）

FSW 人群感染和传播梅毒的主要高危行为为不安全的性行为，即在商业性性交易中不能坚持正确使用安全套，从而增加了自己感染和传播给其他人的危险；其次是感染了性病后不正确求医行为，包括不及时就诊、选择不适宜的医疗机构进行就诊、进行不科学的自我治疗等，也会增加自己感染和传染性病的可能，并可能导致严重的后遗症，因此，干预工作的中心应该围绕不安全性行为和不正确的就医行为进行。

近年来，为了使干预工作更加符合 FSW 人群的需求，充分调动可利用的资源，逐步将健康教育、行为干预与性病临床服务、生殖健康服务相结合的理念纳入梅毒干预的工作中。我国通过不断的尝试，并通过对各种干预项目的评估和总结，创立了一些符合 FSW 人群本身特点的综合干预对策和措施，主要包括：

1. 疾病预防控制中心高危人群干预工作队干预模式

目前，该模式为各地针对 FSW 干预工作的主要模式，主要工作人员为疾病预防控制中心工作人员、聘请的志愿者等，工作内容主要包括发放宣传资料、安全套，开展预防知识宣传及行为干预等。在有些地方这样的干预工作还涵盖了健康状况、生殖健康问题的咨询、性病的临床医疗服务等领域。

2. 依托性病门诊开展外展干预工作

该策略源自世界银行贷款卫生九项目的实践。创建提供优质服务的性病门诊，选择部分医务人员进行培训，使他们有能力开展针对 FSW 的外展工作。通过医务人员走出诊室，深入高危场所接近目标人群，拉近了干预人群和目标人群之间的距离，并能够开展不同形式、满足不同需求的外展服务，同时能够在服务中提供高质量的性病治疗服务，并根据需要转介有需求的目标人群到规范门诊或妇幼机构寻求服务。

该干预模式融合了干预工作的两个中心，特别是第二点，即降低不正确的就医行为。该干预对策和措施的主要优点就在于创建的规范化性病门诊能够提供优质的服务。此外，在该模式下，性病门诊医生能够深入到高危场所提供包括性病、生殖健康服务在内的外展服务，提高了外展工作的质量，同时能够及时转介并吸引有需求者到性病门诊就诊，使患者及时得到规范的诊治，阻断了疾病的进一步传播。

3. 临床医务人员参与行为干预工作模式

目前该措施并没有得到广泛的应用，主要原因在于大多地区很难找到适合的性病门诊和开展外展服务的医务人员，该措施有待根据各个地方的具体情况进行调整，因地制宜。

4. 依托社区卫生服务中心开展的综合干预服务模式

该模式主要通过三部分人员分工合作而完成，即通过同伴教育员、社区卫生服务中心和疾病预防控制中心工作人员分工协作，各负其责，完成干预工作。其中同伴教育员负责向场所新来的目标人群宣传梅毒、艾滋病等防治的基本知识，介绍安全套的正确使用方法，介绍正确的求医行为以及转介有需求的人到性病门诊就诊；社区卫生服务中心的医务人员每月到每个场所走访一次，提供咨询和转介服务，评估同伴教育员的工作；疾病预防控制中心工作人员负责制订外展工作计划，培训场所同伴教育员、社区外展医生，提供外展服务工作的技术支持以及督导、考核和评估社区外展工作的质量。

5. 建立妇女健康服务活动中心

该模式同样起源于全球基金艾滋病防治项目中，通过在项目地区建立妇女健康服务中心，动员娱乐场所的目标人群参与活动中心的活动，并在活动中开展多种形式的宣传，同时动员性病门诊、妇产科医生也参与活动，并定期进行性病防治、生殖健康知识讲座，定期对目标人群进行性病、生殖健康检查及治疗服务，旨在通过这些措施的实施降低梅毒的感染率及病死率，从而有效控制疾病的传播及其给病人、家庭和社会带来的危害。

（二）男男性行为人群（Men who have sex with men, MSM）

该人群与其他高危人群有所不同，他们是以男性同性性取向为特征，有着自己独特的亚文化和生态特征的群体，他们分布在社会的各个层面和领域。他们罹患疾病的风险来源于同性性行为的方式及多性伴、安全套使用率低等。因此，开展针对该人群的预防干预对策或措施就必须有一定的针对性，需要熟悉该人群的特征，综合他们的行为特征，提供系统的、有效的并有针对性的干预措施。经过不断的探索和努力，也经过不断的实践，目前大概形成了以下几种比较成熟的干预策略或措施。

1. MSM 社区组织开展的社区行为干预

这是开展的比较广泛的方法之一，该方法目前被各地众多的非政府组织广泛使用。这些非政府组织利用自身的优势以及他们的社会网络，通过和各地疾病预防控制中心、医疗机构进行协作，深入到社区的场所中（酒吧、浴室等）开展各种形式的宣传，并动员社区的 MSM 参与他们的活动，同时动员社区人群参加在疾病预防控制中心、医疗机构或者场所开展的检测活动。此外，他们还会时常发放安全套和其他宣传物品，回答社区 MSM 人群关于性病相关的问题，有效降低了 MSM 社区人群对性病、艾滋病检测的恐惧，增加了对性病特别是对梅毒和 HIV 的检测，对防止疫情进一步扩散起到了重要作用。

2. 以疾病预防控制部门主导的社区干预

该模式为许多地方开始开展预防干预工作的主要模式，特别是在全球基金第五轮项目中，疾病预防控制部门为了开展 MSM 干预工作，通过各种方式（如和当地的 MSM 志愿者组织、NGO 进行合作）找到个别场所，然后进行介入；也有的地方通过当地指定个人（主要是疾病预防控制部门的工作人员或招募的志愿者）直接到场所发放宣传材料或围绕工作主题开展活动，例如开展讲座，动员 MSM 到疾病预防控制部门、性病门诊及社区参与检测等。

3. 疾病预防控制部门与社区组织合作的社区干预

这是目前比较流行的模式，也是一种正在磨合的干预措施。在该措施下，疾病预防控制部门和社区组织已经进行了深入的接触，并一起到社区开展工作。这种措施虽然得到了广泛的应用，但是在实际操作中的形式则各不相同，主要原因是疾病预防控制部门和社区组织在开始合作时基础条件和合作理念有所不同。根据这些不同，目前主要存在疾病预防控制部门主导和疾病预防控制部门提供服务两种不同的形式。疾病预防控制部门主导的形式就是由疾病预防控制部门按照计划依托社区组织到场所开展宣传、动员工作。这类模式通常以完成工作指标为中心，通过和社区组织进行合作开展预防干预工作。

4. 性病门诊与社区组织合作的社区干预

这是一种以性病门诊医疗服务为平台的干预措施。在干预中，由性病门诊的医生与社区组织联合进行，共同深入到社区开展各项干预活动和性病治疗咨询服务，目的是提高人群的安全性意识，降低社区人员对梅毒、HIV 等检测的恐惧感，同时及时治疗已经感染的性病，以降低性传播感染梅毒和 HIV 的风险。

5. 疾病预防控制部门组织的社区小组开展项目

这是一种根据短期的项目需求派生出的干预方式，主要通过疾病预防控制部门招募社区人员成为项目工作人员,在人群中开展围绕项目目标要求的活动。目前,国家卫生和计划生育委员会(以下简称卫计委)和国务院防治艾滋病工作委员会办公室与美国比尔·梅琳达盖茨基金会艾滋病合作项目地区正在采用这种措施。该方法的大力实施加大了对 HIV 感染及梅毒的检测和发现力度,为预防疾病的进一步传播和扩散打下了坚实的基础。

6. 非政府组织介入的社区干预项目

这种干预策略由国内的非政府组织或者境外非政府组织直接通过项目形式或者资助形式开展社区干预工作。目前该方法的工作领域正在不断地扩大,除了安全套发放、健康干预材料印发、现场/网络干预宣传外,已经开始渗透到政策倡导、特殊群体干预、阳性社区干预等领域。

(三)性病门诊就诊者(STD clinic client)

性病门诊就诊者一般认为都是具有高危行为的人群,特别是男性就诊者,他们可能涵盖男男性行为者、嫖客等一些具有高危行为者。目前各级疾病预防控制机构主要依托下设的性病门诊对就诊者进行不同形式的干预,但仅仅能涉及该类人群中很少的一部分;而综合性医院的性病门诊虽然可以提供性病的诊疗服务,并可接触到有高危行为史的病人,但该类机构主要以治疗性病为目的,很少开展健康教育和行为干预服务。为了预防梅毒等性病的传播和再传染,相关部门推行了性病门诊规范,该规范包括了针对就诊者的健康教育和干预服务,旨在增加该人群对梅毒、艾滋病等性病的预防知识的了解,改变高危行为,控制性病的流行和传播,预防艾滋病通过性途径的传播。具体的干预策略和措施包括以下几个方面。

1. 候诊宣传

在性病门诊的候诊区域设立专题宣传栏/橱窗/展板,宣传梅毒的防范知识。梅毒预防知识的候诊宣传主要包括以下几个方面:①梅毒的一般知识;②可疑梅毒患者的临床服务信息;③梅毒患者治疗期间的注意事项;④梅毒的预防信息。

2. 健康教育处方的发放

制作不同性病的健康教育处方，内容包括疾病的定义、临床表现、治疗和预防的注意事项以及安全套的正确使用等信息。要求临床医生在对就诊者提供临床服务后免费发放一张健康教育处方。

3. 提供健康教育与咨询服务

要求主诊医生在对病人进行检查或者临床治疗后提供 10 分钟左右的健康教育与咨询服务，内容可以包括以下几个方面：①解释目前存在的感染及需要的治疗；②评估患者具有的危险行为；③进行降低/改变危险行为的教育；④解答就诊者提出的各种问题，并提供有关梅毒的预防知识；⑤促进安全套的正确使用。

4. 性伴通知

与梅毒患者发生过不安全性行为的人，都可能被感染。因此，性伴通知从个人角度讲不仅可以追查到传染源或其他被传染者，还能够及时发现潜伏梅毒，从而消除传染源，阻断梅毒的传播。如果可能，应该通知患者在过去三个月内的所有性伴，无论有无症状都应到相关医疗机构接受进一步的检查和处理。医务人员在开展性伴通知时应该遵守保密、自愿、不歧视等原则，向梅毒患者讲解性伴治疗的重要性，说服患者告知与其有性接触的人接受检查和治疗。性伴通知有以下几种方法：患者通知、医务人员通知及由患者和医务人员协商后通知等。当性伴来就诊时，同样应采集病史、体检、给予规范治疗及进行健康教育。无论其性伴有无症状，医务人员均应给予适宜的临床服务。

5. 安全套促进

将性病门诊开展安全套促进工作作为一项公共卫生服务，以转变医疗机构负责人和医务人员的固有观念。具体讲，在开展常规性病诊疗的过程中开展以下工作：①医务人员在提供健康教育和咨询服务时，应同时进行安全套防病作用宣传及正确使用方法的讲解；②进行安全套正确使用的示范；③发放健康教育处方和免费提供安全套。

6. 常规主动提供梅毒咨询检测服务

为加强性病门诊潜伏梅毒患者的及时发现，医务人员应充分使用职业上的便利性、专业上的权威性，主动加强检测信息告知，动员有高危行为的门诊就诊者接受梅毒的检测咨询服务，从而最大可能地发现梅毒患者，减少和控制梅毒的进一步传播。

二、一般人群的预防对策和措施

梅毒本质上讲是一种社会病、行为病。不良的行为和缺乏预防知识是造成梅毒传播流行的主要原因。世界公认对待行为因素所引起的疾病，持续的健康教育、健康促进是最有效的措施，通过教育把有关预防梅毒知识教给群众，提高他们的自我防护能力，是目前预防和控制梅毒最有效的方法之一，这也是针对一般人群开展预防的主要对策和措施，这些对策和措施具体包括以下几个方面。

（一）大众宣传

大众宣传是指专业机构和人员通过广播、电视、电影、报纸、期刊、书籍等大众媒介和特定传播技术手段，向范围广泛、为数众多的社会人群传递信息的过程。梅毒、艾滋病的大众宣传就是用通俗易懂的语言，以喜闻乐见的形式，应用视听教育手段，通过上述提及的媒介（广播、电视等）向大众普及梅毒的防治知识，提高他们的健康知识水平，改变其所具有的不利于健康的行为和生活方式，从而预防梅毒的发生和传播。大众宣传形式具有以下几方面的特点：

1. 传播者以疾病预防控制机构、医疗机构的医务人员为主，借助广播、电视、报纸等媒介来普及梅毒防治基本信息。该类人员具有掌握的信息量大，掌握的知识比较专业、准确等特点，从而有效预防了错误知识的广泛传播。

2. 大众宣传的信息扩散距离远、覆盖范围广泛、速度非常快，而且信息是公开的、公共的，面向全社会人群。由于梅毒病人承受的社会、家庭等方面的压力较大，对去医院接受治疗或是咨询都比较难以接受。同时，由于国内的医疗环境目前比较差，病人对医生普遍存在不信任等现象，也给疾病的检测和发现带来一定的困难。因此，在开展梅毒的大众宣传时需要强调保护患者的隐私，不失时机地采用多形式、多层次、全方位的宣传。

3. 大众宣传的对象为数众多、分散广泛、互不联系，受教育程度亦存在巨大的差异。因此，导致大众对性病防治信息的需求不同、接受能力也不同。这些提示我们开展大众宣传要因地制宜、因人而异。同时，在宣传的时候，应该准备几套不同的方式，从而有针对性的对待不同的人群，有效增加所传播知识的覆盖率和被接受程度。

4. 大众宣传是单向的，由传播者选择适当宣传内容与形式，接受方无反馈或反馈的速度缓慢，属被动接受。因此，采用灵活多变且容易被接受的形式显得尤为必要。

（二）健康教育

健康教育是通过有计划、有组织、有系统的教育活动，促使人们自愿地采取有利于健康的行为，消除或降低危险隐患，降低发病率、伤残率和死亡率，提高生活质量，并对教育效果进行评价。目前健康教育被广泛运用于各种疾病（包括传染性疾病及非传染性疾病等）的防治工作中。健康教育是一种有明确目标或目的的教育活动，强调改变人们的行为。健康教育的实质是一种干预措施，受众人群可以是个体、团体乃至全社会，旨在通过特定的教育形式让受众获取准确并对称的信息，从而有效降低疾病的发生和传播。健康教育也是一门应用学科，所利用的原则涉及医学、教育学、心理学、人类学、社会学、人口学、传媒学等多个学科领域。

在梅毒的预防工作中，健康教育的目的主要在于通过健康教育的过程来改善、达到、维持和促进个体提高防范梅毒、艾滋病等性病的意识及能力，建立和促进个人、社会对梅毒预防和保持自身健康状况的责任感，帮助人们确定哪些是有害于自己或他人健康的危险行为，促进个体或社会采用明智的决策或选择有利于健康的行为，改变危险行为。健康教育模式涵盖了一级预防、二级预防及三级预防的理念，对疾病的防治起着重要的作用。

健康教育的原则在于科学性、群众性、艺术性及针对性。贯彻这些基本原则，健康教育能够发挥其应有的作用，有效控制梅毒的扩散或传播。

健康教育的类型包括口头传播、文字传播、形象化传播及电子媒介传播，各个部门和机构可以根据其自身特色或优势选择适合自己及其受众的健康教育类型，从而增加健康教育的被接受程度，增加健康教育的效果。

健康教育的主要模式有：①医疗机构主动开展的健康教育；②医务人员针对场所高危人群的宣传服务；③在流动人口聚集地开展性病防治健康教育；④同伴教育；⑤在学校开展梅毒病防治健康教育；⑥在社区开展梅毒防治科普宣传；⑦以村委会、保健站为基地开展农村健康教育。

健康教育的效果是指受者接受信息后，在情感、思想、态度和行为等方面发生的反应。健康教育活动是否成功、效果如何，主要体现在受众在接受教育后知识、信念、行为的改变，具体可以分为以下四个层次。

1. 知晓健康信息是效果中的最低层次

通过信息的共享，使大众的梅毒防治知识水平不断提高，为其提高自我保护意识打下良好的基础。

2. 健康信念认同

受者接受相关防治信息，并对信息中倡导的健康信念认同，能自觉或不自觉地依照信念进行对健康的追求与选择。

3. 态度转变

态度是指人们对特定对象的认知、情感和意向有比较持久的内在意识。态度的形成既受社会交往过程的影响，又有心理过程的作用，态度一旦形成就成为一种心理定势，一般来说态度是行为改变的先导，先有态度，才会有行为的改变。

4. 采纳健康的行为

这是效果的最高层次。受者接受健康信息后，在知识增加、信念认同、态度转变的基础上，改变其原有的不利于健康的行为和生活方式，这是梅毒防治健康教育的最终目标。

（三）梅毒咨询检测

咨询旨在通过专业人员为求询者提供一种专业帮助，解惑答疑、提供信息、给予支持与帮助。咨询作为一种服务、业务或行业在我国运用于各个行业，包括医疗行业。狭义的咨询概念，亦称为心理咨询。

梅毒的检测咨询是求询者与咨询员之间在充分知情和完全保密情况下，通过咨询了解疾病相关的知识信息后，自愿选择是否接受梅毒检测，改变危险行为及获得相关服务的过程。医务人员旨在通过这个过程的实施，促使求询者在知识、信念、行为等方面发生改变，从而为疾病的预防、检测、管理和治疗营造积极的条件和环境。

咨询的特点在于它涉及心理、医学、社会、文化和道德等多方面的内容；是有目的、有针对性、保密情况下的交谈；是求询者自我认识和自我肯定的成长过程；具有较强的情感色彩，需要以坦诚、理解和信任为基础。

梅毒咨询的目的在于求询者通过与咨询员的沟通，咨询员实施帮助/支持（通过咨询员的技能、制造的气氛、沟通过程），使患者很好地倾诉内心因梅毒感染带来的困扰、想法和情感压力，增强其自信心，自主地选择正确行为方式以应付面临的问题，适应自己生活中发生的变化，包括个人感染危险的评价及帮助其实施预防行为。

咨询的作用体现在以下两个方面：①对个人的作用：提供支持及帮助个人增强信心，提高并恢复自己主宰生活和自己做决定的能力，减少对医疗的依赖，同时也能降低病人产生心理问题的可能；促进采用安全性行为，降低个人感染的危险，通过倾诉减轻个人心理压力，提高生活质量，减少疾病对个人、家庭的负面影响。②对公共卫生的作用：有利于提供梅毒预防信息和进行健康教育；有利于采集危险行为史，帮助、促进求询者采取安全性行为，降低与减少危险行为，减少传播；有利于病人遵医嘱治疗，缩短病程和减少复发；有利于动员和发现潜在的病例，从而有效地控制潜在的传染源；有助于实现公共卫生的目标，如通知性伴检查治疗和接受咨询，并提高随访率等。

咨询必须坚持以下几项基本原则：保密、尊重、不评判、启发 / 自我决策、提供信息及坚持职业关系等。只有很好地坚持这些基本原则才能够保证咨询的有效实施和咨询目标的逐步实现，为预防梅毒传播创造有利的条件。

梅毒的咨询是指为各类人群提供不同需求的梅毒咨询，包括提高预防知识信息、危险因素评估、促进改变危险行为、心理支持等，其中最重要的是通过咨询促进其及时、正确求医；及时进行梅毒检测、接受规范的治疗、转归分析等，咨询可按照方法分为门诊咨询、热线电话咨询、网络咨询、场所咨询及信函咨询等五种方式，下面我们将详细地讨论这五种咨询。

1. 门诊咨询

求询对象可为性病就诊者、梅毒患者（或家属、性伴），一般由诊室医生完成。设有咨询室的医院亦可由护士、保健员、咨询师等接受过咨询专业培训的义务人员承担。门诊咨询要求具备一对一的咨询环境，在保密的前提下双方可以讨论较为敏感、较深层次的问题，可看到对方的表情和肢体语言，还可根据个体情况建议查体和检测，帮助解除疾病和思想困扰。门诊咨询一般可以分为两类，即自愿咨询检测（Voluntary Counseling and Testing, VCT）和医务人员主动提供的检测咨询（Provider Initiated Testing Counseling, PITC）。

2. 热线电话咨询

在求询者不愿意露面或求询者距离咨询点太远的情况下，可通过电话获得咨询服务。在现阶段，这是咨询的一个重要形式。该咨询方法的优点在于求询者的身份不会暴露，缺点是咨询员和求询者都看不见对方的表情和肢体语言，也不能为求询者进行查体和检测，亦无法为求询者提供实物演示。

3. 网络咨询

咨询员可通过在线 QQ、MSN 等方式对求询者进行咨询，还可进行留言解答、求医转介等。在实际工作中，网络咨询方式常用于高危人群，特别是 MSM 人群。该咨询方法有着和电话咨询相同的优缺点。

4. 场所咨询

通常采取一对一、面对面的咨询形式，对娱乐场所目标人群（FSM、MSM）开展咨询，主要包括梅毒检测前或检测后结果告知的咨询。在咨询的过程中咨询员必须注意对求询者隐私的保护。小组、社区咨询是以提供信息、解答问题或关怀为主的咨询方式。

5. 信函咨询

该咨询方式为较为传统的咨询形式，这种方式传达信息量太少，文字表达受限，不能准确表达较深层次的含义。实际工作中信函咨询不多见。

梅毒咨询主要围绕求询者提出的问题提供有关信息，讨论对梅毒的认识与理解；对危险因素进行评估，讨论如何降低与改变危险行为，计划今后生活；讨论有关感染梅毒会带来的个人、家庭和社会等方面的问题；针对个人特征提供有关信息，纠正求询者的错误认识；根据求询者的需求，提供相应的心理支持和必要的求医帮助；接纳求询者、倾听其叙述。在现实生活中，许多求询者对梅毒等性病危害的认识远不如对艾滋病的认识，对有高危行为者应通过咨询促使其尽早进行梅毒血清学检测，对确认是梅毒患者的应通过咨询使其了解到只要遵照医嘱进行规范的治疗，一般情况下是可以治愈的，促使其改变危险的行为、动员性伴接受检测咨询，防止交叉感染。

三、梅毒预防宣传的核心信息

目前，梅毒在我国流行非常广泛，在我国传染病发病数中位居前列，已成为严重的公共卫生问题。通过通俗易懂的方式向受众宣传梅毒预防知识核心信息，提高受众的梅毒预防知识知晓率，从而更好地预防梅毒的发生，降低梅毒感染率（见附录二）。

第二章

梅毒实验室检测

第一节 梅毒实验室检测分类

　　梅毒实验室检测主要有病原学和血清学检测两种检测手段，各种方法的灵敏度和特异性都不同，其中梅毒血清学检测是目前各级医疗卫生机构常规开展的实验室检测项目。病原学检测有暗视野显微镜检测和镀银染色检查两种方法；血清学检测则根据检测抗体的种类又分为非梅毒螺旋体抗原血清学试验和梅毒螺旋体抗原血清学试验两大类，前者的代表性方法为快速血浆反应素环状卡片试验（Rapid Plasma Reagin test, RPR）和甲苯胺红不加热血清试验（Tolulized Red Unheated Serum Test, TRUST），后者的代表性方法为梅毒螺旋体颗粒凝集试验（Treponema pallidum particle agglutination assay, TPPA）和梅毒螺旋体血细胞凝集试验（Treponema pallidum hemagglutination assay, TPHA）。此外，近年来已开发了一系列适合于各级医疗卫生机构的梅毒血清学检测方法（表 2-1）。梅毒

IgM 抗体检测的方法虽然在胎传梅毒和神经梅毒的诊断中具有重要意义，但到目前，我国还没有商品化的试剂供应。

表 2-1　各种梅毒检测方法

检测方法分类	检测方法	方法缩写
病原学检测	暗视野显微镜检查 镀银染色检查	
非梅毒螺旋体抗原血清学试验	快速血浆反应素环状卡片试验 甲苯胺红不加热血清试验 性病研究实验室试验 不加热血清反应素试验	RPR TRUST VDRL USR
梅毒螺旋体抗原血清学试验	梅毒螺旋体颗粒凝集试验 梅毒螺旋体血细胞凝集试验 酶联免疫吸附试验 快速免疫层析检测 荧光螺旋体抗体吸附试验 化学发光免疫分析试验 梅毒螺旋体免疫印迹试验	TPPA TPHA ELISA RT FTA-ABS CLIA WB

第二节　梅毒检测标本的采集和处理

感染梅毒后，人体会产生各种复杂的临床症状，所以，要根据不同时期和不同临床表现的梅毒，对标本采集的种类、采集的部位、标本的处理及运送方式有不同的要求。正确采集和处理标本是保证梅毒实验室检测结果的关键环节，对实验室检测结果具有重要影响。许多医疗卫生机构标本的采集是由临床医生在对病人进行检查的同时进行标本采集的，所以，使标本采集相关人员了解梅毒标本采集的基本要求对保证实验室检测结果的准确性至关重要。

一、标本的采集

（一）病史及症状

通过询问病史、接触史和体检等，可以初步掌握病人的症状、可能发生感染的部位，曾经接受过治疗的情况，并可根据性伴的患病情况初步判断感染梅毒的危险性，由此决定采样的种类和方式，并可以根据病史和症状对实验室结果进行初步的判断，尤其是在病人血清（血浆）中非梅毒螺旋体浓度过高时出现的"前带现象"的处理。如采集病损部位的渗出液可以检测梅毒螺旋体，采集血清（血浆）标本可以用来检测梅毒特异性和非特异性抗体等。但如果病人已经接受过某种治疗，将可能影响梅毒螺旋体的检出，也可能会影响到血清中非梅毒螺旋体抗体的检出等。所以，询问病史和了解症状等信息是指导实验室检测的重要依据。

（二）取材的部位及质量

1. 取材前的准备

根据检测项目的具体要求，确定采集样品的种类、处理、保存及运输的时限和方法，按照临床采样技术规范的要求操作，遵守生物安全要求。根据取材的种类和部位选取合适的器材，包括准备消毒用品、采样用具，包括采血管及试管架、钝刀（刮勺）、载玻片、硬质废弃物容器等。同时选择合适的采样空间，使受检者坐（卧）于合适的位置，并根据样品编码的原则和方法，制定唯一性编码（编号），保证其唯一性。

2. 取材和处理

（1）皮损部位组织液：若样品用于病原学检查，则用无菌生理盐水浸湿的棉拭子擦去皮损表面的污物，钝刀轻刮、挤压皮损表层，取渗出液与预先滴加在载玻片上的生理盐水混合后加盖玻片。若样品用于核酸检测，则用无菌生理盐水浸湿的棉拭子擦去皮损表面的污物，钝刀轻刮、挤压皮损表面，用无菌棉签蘸取渗出液，洗入加有 DNA 保存液（1 mL/ 管）的标本管中。

（2）血液

①血清：根据需要，用一次性注射器（或真空采血管，无抗凝剂）抽取适量静脉血，室温下自然放置 1 ~ 2 h（或 37℃静置 30 min），待血液凝固、血块收缩后再用 1 500 ~ 3 000 r/min 离心 15 min，吸出上层血清，置于合适的容器中。

②血浆：根据需要，用抗凝（肝素、EDTA 等）真空采血管抽取适量静脉血，轻轻颠倒混匀 8 ~ 10 次，1 500 ~ 3 000 r/min 离心

15 min，吸出上层血浆，置于合适的容器中。

③末梢全血：消毒局部皮肤（成人和1岁以上儿童可选择耳垂、中指、无名指或食指，1岁以下儿童采用足跟部）。一次性采血针刺破皮肤，用无菌棉签擦掉第一滴血。收集滴出的血液。

（3）淋巴穿刺液：无菌操作下穿刺淋巴结，注入生理盐水并反复抽吸2～3次，取少量的淋巴液直接滴于载玻片上，加盖玻片进行梅毒螺旋体检查。

（4）脑脊液：应由相关专业人员操作。患者侧卧于硬板床，两手抱膝紧贴腹部，头向前胸屈曲，使躯干呈弓形，以髂后上棘连线与后正中线的交点为穿刺点，相当于第3～4腰椎棘突间隙，消毒处理后，用2%利多卡因自皮肤到椎间韧带作局部麻醉。术者用左手固定穿刺皮肤，右手持穿刺针以垂直背部方向缓缓刺入，针尖稍斜向头部方向，成人进针深度约4～6厘米，儿童约2～4厘米。当针头穿过韧带与硬脑膜时，有阻力突然消失的落空感，此时可将针芯慢慢抽出，即可见脑脊液流出，置于合适的容器中。

（三）标本采集的注意事项

梅毒实验室检测标本的种类主要分为血液、组织液等两大类。每类标本在采集时均应严格按照临床采样技术规范的要求操作，遵守生物安全要求，以避免不必要的职业暴露的发生。同时应对采集到的标本正确处理，以免影响实验室检测结果。

1. 血液标本

血液标本主要为全血、血清和血浆三种，主要用于梅毒相关抗体的检测。血清和血浆标本可以再采集静脉血后进行分离制备，在静脉血采集过程中要对所用到的器具进行严格的消毒，避免医院院内感染的发生，采血人员要严格执行生物安全制度，避免采血针头扎伤自己或他人，同时，在分离血清和血浆时尽量避免溶血和吸取油脂。全血可采用手指或耳垂血，婴幼儿可在脚跟部位采血。

2. 组织液标本

组织液包括皮肤损害部位的渗出液、淋巴液和脑脊液等。各种组织液的采集都应尽量避免混入人血液，以免影响实验室检测结果。特殊标本如脑脊液的采集都应由相关专业人员操作。

二、标本的处理

（一）标本的保存

如标本需要保存，采样前应对标本进行实验室的统一编号，并保证编号的唯一性。最好使用预先印制好的、专门用于冷冻储存的耐低温标签。

1. 血清或血浆标本

1周内进行检测的标本可存放于 $2 \sim 8$ ℃，1周以上检测的标本应置于 -20℃以下冰箱中保存，如需要长期保存，则应将标本置于 -70℃超低温冰箱中。

2. 组织液标本

组织液、淋巴穿刺液样品需要首先将标本涂于干净载玻片上，然后使用固定液进行固定、自然干燥后可置于 $2 \sim 8$ ℃下保存；核酸检测用组织液、淋巴穿刺液等标本均应置于生理盐水或 DNA 保存液后，放于 -70℃冰箱中保存。

（二）标本的运送

首先要对样品进行包装，随标本应附有与标本唯一性编码相对应的送检单。送检单应标明受检者姓名、标本种类、标本数量等信息，应符合生物安全要求。对运送的标本有温度要求的，应将标本置于相应合适的温度中。运送的标本必须要有记录。运送标本应由培训过的专业或专门人员负责运输。

（三）标本的接收

接受标本时，标本包裹必须在具有处理感染性材料能力的实验室内打开，对用后的包裹应及时进行消毒。核对标本与送检单，检查样品管有无破损和溢漏。如发现溢漏应立即将尚存留的标本移出，对标本管和盛器消毒。检查标本的状况，记录有无严重溶血、微生物污染、血脂过多以及黄疸等情况。如果污染过重或者认为标本不能被接受，应将标本安全废弃，并将标本情况立即通知送样人。接收标本时应填写标本接收单。

第三节　血清学检测

一、分类和原理

梅毒血清学检测可以分为两大类，即非梅毒螺旋体抗原血清学试验和梅毒螺旋体抗原血清学试验。

（一）非梅毒螺旋体抗原血清学试验

非梅毒螺旋体抗体是在梅毒螺旋体感染人体后，宿主便迅速对感染早期被损害的自身细胞以及梅毒螺旋体细胞表面所释放的脂类物质做出免疫应答，在 3～4 周内产生的抗类脂抗原的抗体（亦称为反应素）。反应素对机体无保护作用。激发机体产生抗类脂抗体的抗原可能是被感染组织损伤而裂解出来的类脂质，或是梅毒螺旋体本身释放的类脂质。抗类脂质抗体在早期梅毒患者经充分治疗后，可以逐渐消失；早期未经治疗者到晚期，也有部分病人可以减少或消失。反应素在体外可与心磷脂、卵磷脂和胆固醇组成的抗原（0.03% 心磷脂、0.21% 卵磷脂和 0.9% 胆固醇）发生抗原—抗体反应。心磷脂、卵磷脂和胆固醇都是脂溶性物质，遇水会形成胶体溶液。当含有反应素的梅毒血（浆）清与之混合时，即会结合在胶体颗粒的周围，经摇动和碰撞，形成抗原抗体复合物，出现凝集颗粒，即为阳性反应。

梅毒螺旋体一旦感染人体后产生抗类脂抗原的抗体，未经治疗者可长期存在。经适当治疗后，抗体可逐渐减少至转为阴性，早期（一期和二期）梅毒经足量规则的抗梅毒治疗后 3 个月，非梅毒螺旋体抗体滴度可下降 2 个稀释度，6 个月可下降 4 个稀释度。一期梅毒一般约 1 年后可转为阴性，二期梅毒 2 年后可转为阴性。但晚期梅毒治疗后血清滴度下降缓慢，2 年后约 50% 的病人血清反应仍然为阳性。

非梅毒螺旋体抗体的滴度与梅毒的活动有关，所以，定性试验结果可用于现症梅毒的诊断，定量试验结果可用于观察疗效，复发及再感染的诊断。

（二）梅毒螺旋体抗原血清学试验

梅毒螺旋体抗体是在梅毒螺旋体感染人体后，2～4 周即可产生针对梅毒螺旋体抗原的抗体，早期产生的梅毒螺旋体抗体是 IgM 和 IgG 的混合抗体，当有补体存在和厌氧条件下，对活梅毒螺旋体的动力有抑制作用，并可将螺旋体杀死或溶解，对机体的再感染有一定的保护作用。

梅毒螺旋体抗体特异性高，可达 98% 以上，所以，检测梅毒螺旋体抗体阳性即可确诊为现在或既往梅毒感染者。

患者感染梅毒螺旋体后产生的抗梅毒螺旋体特异性抗体一般能保持终身，梅毒患者即使经过正规疗程的抗梅毒治疗，清除体内的梅毒螺旋体而痊愈后，梅毒螺旋体抗原血清学试验仍为阳性，故梅毒螺旋体抗原血清学试验不能作为梅毒治疗疗效观察的指标。

梅毒螺旋体抗原血清学试验亦不能区分既往感染和现症感染，试验结果阳性应进一步进行非梅毒螺旋体抗原血清学试验，以判断是否为梅毒现症感染。

二、非梅毒螺旋体抗原血清学试验

（一）快速血浆反应素环状卡片实验（rapid plasma regain test, RPR）

RPR 法检测血清中非特异性抗体，所用抗原为标准的牛心肌脂抗原，该方法有操作简便、迅速、结果容易判定、不需灭活、不需显微镜、抗原不需新鲜配制等优点，适用于大量标本检测。RPR 是在抗原中加入碳颗粒作为指示物，反应板为带直径为 18 mm 圆圈的特制白色反应卡片。血清不需灭活，肉眼可直接观察结果（图 2-1，见彩色插页）。

1. 检测前准备

（1）仪器和耗材

①RPR 试剂盒，主要包括：含有活性炭的抗原悬液；一个标定的 20 号针头（0.9 mm）；一个抗原调配瓶；有压印 10 个 18 mm 直

径圆圈的封塑环状卡片；可转移 50 μL 血清的移液器。

②水平旋转仪，水平旋转仪的旋转环状直径为 2 cm，转速为（100±2）转／分（rpm），旋转仪要带有自动计时器和加湿盒（图2-2，见彩色插页）。

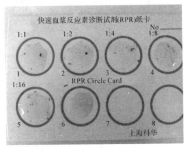 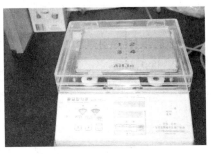

图2-1 RPR试验　　　　图2-2 水平旋转仪

③无菌生理盐水（0.9%）。

④用无菌生理盐水稀释成 2% 的对梅毒螺旋体抗原无反应的血清，推荐用于进一步稀释阳性、滴度大于 1∶16 的血清。

（2）标本的采集

①血清标本：根据检测需要，用一次性无菌注射器（或真空采血管）抽取适量静脉血，室温下自然放置 1～2 h（或 37℃ 静置 30 min）。待血液凝固，血块收缩后用 1 500～3 000 rpm 离心 15 min，轻轻吸出上层血清，并置于合适的容器中，备用。

②血浆标本：根据检测需要，用抗凝（肝素、EDTA 等）真空采血管抽取适量静脉血；或用一次性无菌注射器抽取适量静脉血，快速将血液转移进入抗凝的真空采血管中，轻轻颠倒混匀 8～10 次，置 1 500～3 000 rpm 离心 15 min，轻轻吸出上层血浆，并置于合适的容器中，备用。

③脑脊液标本：脑脊液（Cerebrospinal fluid, CSF）是存在于脑室及蛛网膜下腔内的一种无色透明液体，脑脊液的重要功能就是维持人体的血脑屏障。脑脊液的采集应由专业人员进行。患者侧卧于硬板床上，两手抱膝紧贴腹部，头向前弯曲，使躯体呈弓形。以髂

后上棘连线与后正中线的交点为穿刺点，相当于在第 3 ～ 4 腰椎棘突间隙。在消毒处理后，用 2% 利多卡因自皮肤至椎间韧带作局部麻醉。采集过程中用左手固定穿刺皮肤，右手持穿刺针以垂直背部的方向缓缓刺入，针尖稍斜向头部方向，成人进针约 4 ～ 6 cm，儿童约 2 ～ 4 cm。当针头穿过韧带与硬脑膜时，有阻力突然消失的落空感，此时可向外缓慢抽动针芯，即可见脑脊液流出。抽取适量后，置合适容器中备用。

2. 检测流程

（1）定性试验

①试剂准备：检测开始前应将试剂由冰箱取出，置室温平衡温度 30 min。

②加标本：吸取 50 μL 血（浆）清置于试验用卡片圆圈中，并均匀地涂布于整个圈内，注意不能将标本溢出圆圈外。

③滴加抗原：将抗原轻轻摇匀，于每个标本圈中，用 9 号针头垂直滴加 1 滴（约 17 ～ 20 μL）抗原，滴加抗原后不需手工摇动。

④反应：将上述操作完成的卡片置水平旋转仪上，并罩上保湿盖，（100±2）rpm 旋转摇动 8 min。

⑤从旋转仪上轻轻取出卡片，立即在光线充足处肉眼观察结果。用手轻轻旋转或倾斜卡片将有助于鉴别弱阳性和阴性标本。

（2）定量试验

①试验卡片的准备：在卡片的一排圈 1 ～圈 5 上分别标示为 1∶1、1∶2、1∶4、1∶8 和 1∶16。

②加稀释液：在圈 2 ～圈 5 中分别各滴加 50 μL 生理盐水，勿将盐水液滴涂开。

③标本稀释：分别吸取 50 μL 血（浆）清于圈 1 和圈 2 中，用移液器在圈 2 中来回吸取 5 ～ 6 次，以混合圈里盐水和标本，但要避免产生气泡，以免影响试验结果的观察。从圈 2（1∶2 滴度稀释）中吸取 50 μL 至圈 3（1∶4 滴度稀释），以上述同样方法混合后，依次稀释至圈 4（1∶8 滴度稀释）～圈 5（1∶16 滴度稀释），混匀后，从圈 5 中吸取 50 μL 弃去。

④依次从圈5～圈1将不同稀释度的标本涂布于整个圈内，但避免溢出圈外。

⑤加抗原等以下步骤同定性试验③和④。

⑥如阳性反应滴度大于1∶16，推荐稀释液改用2%正常人（RPR试验阴性）血清的等渗盐水为稀释液，继续稀释以测定最高反应滴度。

3. 结果判读与结果报告

（1）结果判读：根据凝集反应的强度分为以下几级：

3＋～4＋：圆圈内出现中到大的黑色絮状物，液体清凉。

2＋：圆圈内出现小到中的黑色絮状物，液体较清凉。

1＋：圆圈内出现小的黑色絮状物，液体浑浊。

—：圆圈内仅见炭颗粒聚集于中央一点或均匀分散。

（2）结果报告

①定性试验：出现1＋～4＋强度的凝集反应报告阳性，不产生凝集反应报告阴性。

②定量试验：出现凝集反应的血（浆）清最高稀释倍数为抗体滴度，结果报告为1∶x，x依次为1、2、4等稀释倍数。

4. 临床意义

（1）梅毒螺旋体感染人体以后产生的抗类脂抗原的抗体，在未经治疗的情况下会长期存在。治疗后可缓慢减少直至转为阴性，越是梅毒晚期，其滴度减少得越是缓慢。

（2）RPR试验结果是判断患者是否为梅毒现症病人的实验室依据，所以，确诊任何一例梅毒患者，在行血清学检测时，必须非梅毒螺旋体抗体抗原血清学试验为阳性。

（3）RPR定量试验在临床诊断和治疗中是非常重要和关键的，定量试验可以用于治疗效果的观察，并用于判断患者在经过相当疗程的治疗后是否治愈。

（4）通常认为RPR试验作为梅毒检测的筛查试验，但现在越来越多的学者都认为非梅毒螺旋体抗原血清学试验和梅毒螺旋体抗原血清学试验互为筛查和确认试验。

5. 注意事项

（1）生物学假阳性：非梅毒螺旋体抗体抗原血清学试验采用的抗原为心磷脂、卵磷脂和胆固醇的混合物，所检测的心磷脂抗体亦可见于其他多种疾病，如急性病毒性感染、自身免疫性疾病、结缔组织病、静脉吸毒者以及怀孕的妇女等（表 2-2）。因此，该类实验会出现假阳性反应。所以，该类实验的阳性标本需进一步采用梅毒螺旋体抗原血清学试验（如 TPPA，ELISA）等加以确认，以排除梅毒的生物学假阳性。

表 2-2　引起非梅毒螺旋体抗原血清学试验假阳性

感染因素	细菌性心内膜炎
非感染因素	软下疳 病毒性肝炎 传染性单核细胞增多症 结核、麻风、麻疹、疟疾、水痘 支原体或肺炎双球菌引起的肺炎 其他螺旋体病，如雅司病、品他病等 妊娠 使用毒品 恶性肿瘤 结缔组织病，如系统性红斑狼疮 多发性骨髓瘤 慢性肝脏损害

（2）前带现象：有时在早期梅毒患者的血（浆）清中存在高浓度的非梅毒螺旋体抗体，在进行 RPR 实验时会因为抗原抗体浓度不匹配导致出现弱阳性、不典型甚至是阴性反应的结果，此时应将血（浆）清稀释再进行试验，可出现阳性结果，该现象称为前带现象。

（3）血清固定：是指在经过规定疗程的抗梅毒治疗后，非梅毒螺旋体抗原血清学试验在一定时期内维持在一定滴度水平，不继续下降。早期梅毒的血清固定常与治疗剂量不足、不规则治疗、复发、再感染、神经系统梅毒或合并其他疾病，如 HIV 感染等因素有关。一般认为，血清固定时 RPR 的滴度应小于 1:8。

（4）试验条件：RPR 试验要求在生物安全 II 级实验室内开展，

室温 23 ～ 29℃，湿度 30% ～ 70% 的条件下进行；并一定要使用规定转速和转幅的水平旋转仪。

（5）结果读取和记录：在水平旋转仪旋转 8 min 后，2 min 内在光线较好处读取结果，时间过长和过短均会严重影响结果的准确性。读取结果后要记录患者详细信息和实验结果，建议对实验结果拍照留存。

（6）对同一个患者，在观察 RPR 定量结果，以确定疗效时，要使用相同生产厂家，最好使用相同批号的 RPR 试剂，严禁使用不同厂家、甚至是不同试验名称的试剂进行滴度对比，如使用 RPR 试剂和 TRUST 试剂进行相互对比。因为不同生产厂家、不同试验名称，甚至是相同生产厂家的不同批号之间其试剂敏感性和特异性均有较大差异。

（二）甲苯胺红不加热血清试验（toludine red unheated serum test, TRUST）

该实验的检测原理和方法与 RPR 类似，只是用甲苯胺红代替了炭颗粒，其检测流程、结果判读、临床意义和注意事项等均同于 RPR 试验。据报道，在梅毒感染的不同时期，RPR 和 TRUST 试验的检出率不完全一致。所以，应根据不同试剂生产厂家试剂的敏感性、特异性和试验目的等因素选择使用 RPR 试剂还是 TRUST 试剂。

（三）性病研究实验室试验（venereal disease research laboratory test, VDRL）

性病研究实验室试验是较早建立检测非梅毒螺旋体抗体的一种方法。美国 Pangborn 等发现一种性病研究实验室抗原（VDRL），是从牛心肌中提取的心拟脂，适量加入胆固醇及卵磷脂以提高敏感性，通常称这种抗原为心拟脂抗原。其检测基本原理和临床意义同 RPR 试验，但 VDRL 试验操作比较繁琐，如待检标本血清需要灭活、检测试剂需要每天配制，结果需要在显微镜下观察等，所以 VDRL 试验已经不作为常规临床检测项目。

1. 检测流程

（1）材料

① VDRL 试剂盒：含 VDRL 抗原（0.5 mL）；VDRL 缓冲液，pH6.0±0.1，其配方为中性福尔马林 0.5 mL，Na_2HPO_4 0.037 g，KH_2PO_4 0.17 g，NaCl 10.0 g，蒸馏水 1 000 mL；标准针头（60±1 滴／mL），直径 14 mm 漆圈玻片。

②其他：0.85% NaCl 溶液（等渗盐水）；可调水平旋转器。

（2）VDRL 抗原配制方法

①吸取 0.3 mL VDRL 缓冲液置 30 mL 小瓶；

②吸取 0.3 mL VDRL 抗原迅速滴入小瓶内 VDRL 缓冲液中（约 4 s），随后摇动 10 s，使之混匀；

③立即加 2.4 mL VDRL 缓冲液，盖上瓶盖，来回颠倒摇动小瓶 10 s 约 30 次，即为 VDRL 抗原，此抗原只能用 1 d。

（3）定性试验

①血清标本需 56℃灭活 30 min 备用；

②吸取 0.05 mL 血清放入玻片圈内，将血清涂开至整个圈内；

③用标准针头加入 1 滴抗原；

④将玻片置旋转器上摇动 4 min，（180±5）次／min，立即置 10× 显微镜下观察。

（4）定量试验

经 VDRL 定性试验为阳性、弱阳性，可疑反应或阴性但临床怀疑为梅毒者，需做定量试验，前者需明确抗体滴度，后者为排除"前带现象"。

①在反应板 2～8 孔各加等渗盐水 50 μL；

②分别吸取 50 μL 血清标本（血清已灭活）置第 1 和第 2 孔中，用移液器在孔 2 中来回吸取 5～6 次，以混合孔里盐水和标本，按照与 RPR 相同的操作顺序依次稀释。稀释度为 1:1、1:2、1:4、1:8、1:16、1:32、1:64，必要时可稀释至更高倍数。

③每个稀释度垂直加入抗原 1 滴（约 20 μL）；

④旋转速度和时间同定性试验。

2. 结果观察

3+～4+：大或中等大小的絮状物，液体清亮，强阳性反应；

2+：絮状物较小，液体较清亮，阳性反应；

1+：絮状物较小，均匀分布，液体混浊，弱阳性反应；

±：抗原颗粒稍粗，无凝集，可疑；

－：抗原颗粒均匀，针状细小，阴性反应。

3. 结果报告

（1）定性试验：出现 1+～4+ 强度的凝集反应报告阳性，不产生凝集反应报告阴性。

（2）定量试验：出现凝集反应的血（浆）清最高稀释倍数为抗体滴度，结果报告为 $1:x$，x 依次为 1、2、4 等稀释倍数。

4. 临床意义

（1）VDRL 试验属于微量玻片法，其特异性高，但敏感性低，推荐用于检测脑脊液反应素的试验，脑脊液 VDRL 试验阳性是诊断神经梅毒的重要依据。但检测阴性并不能排除神经梅毒。

（2）VDRL 试验对一期梅毒敏感性不高。

三、梅毒螺旋体抗原血清学试验

（一）梅毒螺旋体明胶颗粒凝集试验（Treponema pallidum particle agglutination assay, TPPA）

是用超声裂解的梅毒螺旋体抗原致敏明胶颗粒，致敏颗粒与待检血浆或血清中的梅毒螺旋体抗体结合，产生玫瑰红色颗粒，便于肉眼观察结果（图 2-3）。

1. 检测前准备

（1）检测试剂盒，主要包括：A 溶解用液，用于溶解致敏颗粒 C 和未致敏颗粒 D；B 血清稀释液，用于血清标本的稀释；C 冻干的致敏颗粒，明胶颗粒结合纯化的梅毒螺旋体抗原，用前 30 min 按操作说明定量加入 A 溶液溶解混匀；D 冻干的未致敏颗粒，用前 30 min 按操作说明定量加入 A 溶液溶解混匀；E 阳性质控血清，为含有梅毒特异性抗体的兔血清制品，最终滴度为 1:320，其试验方

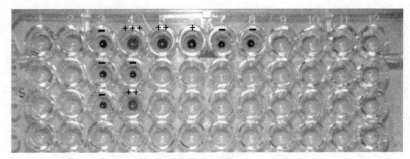

图 2-3　TPPA 试验

法与定量相同，可稀释至第 7 孔或第 8 孔。

（2）其他：U 型微量反应板；微量加样器（25 μL）；微量滴管（C 和 D 管）；移液管（微量移液管和刻度滴管）；微量板振荡器，保湿盒等。

（3）标本采集：同 RPR 方法。

2. 检测流程

（1）定性试验

①试验前试剂应恢复到 15 ～ 30℃。

②加稀释液：将 B 液加至微量反应板孔内，第 1 孔 25 μL，第 2 孔 100 μL，第 3、4 孔各 25 μL。

③样本稀释：取血清 25 μL 加至第 1 孔，混匀后取 25 μL 至第 2 孔，混匀后取 25 μL 至第 3 孔，混匀后取 25 μL 至第 4 孔，混匀后弃去 25 μL。

④加对照液：第 3 孔加 D 液（未致敏颗粒）25 μL，第 4 孔加 C 液（致敏颗粒）25 μL。

⑤混合：将反应板置振荡器振荡 30 s。

⑥反应：置有盖湿盒，15 ～ 25℃避光孵育 4 h 后，或放 4℃冰箱过夜后观察结果。

（2）定量试验

①加稀释液：加 B 液至微量反应板孔，第 1 ～ 4 孔与定性试验相同，第 5 ～ 10 孔各加 25 μL。

②样本稀释：取血清 25 μL 加至第 1 孔，如定性试验稀释方法，从第 2 ～ 10 孔混匀，混匀后第 10 孔弃去 25 μL。

③加对照液：第 3 孔加 D 液 25 μL，第 4 ～ 10 孔各加 C 液 25 μL。

④以后步骤同定性试验。结果以最高血清稀释度能产生阳性反应的稀释度为抗体滴度。

3. 结果判读

阳性　4＋：颗粒光滑覆盖整个孔底，有时边缘有折叠。

阳性　3＋：颗粒光滑覆盖大部分孔底。

阳性　2＋：颗粒光滑集聚覆盖孔底，周围有一颗粒环。

阳性　1＋：颗粒光滑集聚覆盖孔底，周围有一明显颗粒环。

可疑　±：颗粒沉集孔底，中央形成一小点。

阴性　－：颗粒紧密沉积孔底中央。

4. 结果报告

（1）阳性报告：定性试验，未致敏颗粒反应孔（第 3 孔）不出现凝集，致敏颗粒反应孔（第 4 孔）出现凝集反应者报告阳性；定量试验则应报告发生阳性反应的血清最高稀释度，为血清滴度。

（2）阴性报告：未致敏颗粒反应孔（第 3 孔）和致敏颗粒反应孔（第 4 孔）均未出现凝集反应者报告阴性。

5. 临床意义

（1）梅毒螺旋体抗体特异性高，此抗体在人体内减少的速度非常缓慢，可保持终身，所以检测到梅毒螺旋体抗体阳性即可确诊为现在或既往有过梅毒螺旋体感染。

（2）梅毒螺旋体抗原血清学试验不能作为疗效观察的指标，所以在梅毒的实验室诊断中很少做定量试验。

（3）梅毒螺旋体抗原血清学试验不能区分现症感染和既往感染，所以试验阳性者应进一步进行非梅毒螺旋体抗原血清学试验并结合病史及临床表现，以判断是否为梅毒现症感染。

6. 注意事项

（1）微量反应板要清洁干净，孔内无异物。

（2）加入血清后，使用微量板振荡器振荡反应板，而不可使用水平旋转仪。

（3）试剂盒不可置于 0℃以下，防止冻结。不同批号试剂不可混合使用。

（4）有些血清标本在血清低稀释度时可出现前带现象，此时可作定量试验。

（5）如标本与致敏颗粒和未致敏颗粒均产生凝集反应，应将血（浆）清进行重吸收处理后再进行试验，或改用其他试验方法。

7. 血（浆）清重吸收试验

（1）取 0.95 mL 未致敏颗粒加入清洁的小试管内。

（2）试管内加入 50 μL 血清标本并充分混匀，置 25℃ 15 ～ 20 min 或更长时间。

（3）2 000 rpm，5 min 离心，取 25 μL 上清液（血清标本稀释 1∶20）置第 3 孔，注意不要混入颗粒。

（4）自第 4 ～ 10 孔各加 25 μL B 液。

（5）自第 3 孔吸 25 μL 至第 4 孔，混匀后吸 25 μL 至第 5 孔……如此稀释至第 10 孔，混匀后弃去 25 μL。

（6）分别加入未致敏颗粒 D 液和致敏颗粒 C 液，将反应板置微量板振荡器上振荡 30 s，置湿盒内，15 ～ 30℃孵育 2 h 观察结果。

（二）梅毒螺旋体血细胞凝集试验（Treponema pallidum haemagglutination assay, TPHA）

这是采用超声裂解的梅毒螺旋体为抗原，致敏经醛化、鞣化的羊或禽类红细胞，这种致敏的红细胞一旦与抗梅毒抗体或免疫血清相遇时，在适宜的条件下，产生肉眼可见的凝集。其检测流程、结果判读以及临床意义与 TPPA 基本一致。但作为在 TPHA 基础上改良的试验方法，TPPA 在梅毒特异性抗体的检测中比 TPHA 有许多优势。

首先，有许多研究表明：TPPA 试剂的敏感性在一期梅毒和早期潜伏梅毒中的诊断高于 TPHA，这可能是由于梅毒早期感染时产生的抗体含量极少，并且这类抗体的大部分可与其他非特异性抗原发生交叉反应，在 TPHA 稀释血清、吸收抗原的同时，大大减低了梅毒特异性抗体的含量。所以 TPPA 比 TPHA 的敏感性更高。

其次，TPPA 的梅毒螺旋体抗原经过高度纯化，可不用兔睾丸提取物和兔血清吸收，减少了抗原的损耗，抗原提纯后，同样的包被面积明胶颗粒比红细胞包被有更多的抗原，这也是 TPPA 更敏感的原因之一。

再者，TPPA 是以明胶颗粒代替羊或禽类红细胞的一种间接凝集实验，操作较简单，缩短了实验时间，结果清晰易判断。TPPA 的明胶颗粒活化后可在 4℃保存 4 周，较 TPHA 的有效期长得多，可避免试剂的浪费。

总之，TPPA 试剂盒是在 TPHA 基础上建立的一种新试剂，具有操作简单，操作中无需等待血清吸收，无需仪器，2 h 即可得到结果的优点。因此，各级实验室都可使用此种试剂，便于临床广泛开展。

（三）**酶联免疫吸附试验**（enzyme linked immunosorbent assay, ELISA）

这是以重组的梅毒螺旋体抗原包被固相板条，与待检血（浆）清标本中的梅毒螺旋体抗体结合形成抗原抗体复合物，通过酶结合底物显色，以酶标仪测定结果。

1. 检测前准备

（1）仪器耗材

①ELISA 试剂盒：含包被梅毒螺旋体抗原的反应板（96 孔）；标本稀释液；洗涤液，使用前按说明书要求稀释；酶结合物；底物液（A 液和 B 液）；反应终止液；阳性对照血清；阴性对照血清。

②其他：酶标检测仪，洗板机，移液器（有条件的实验室建议配备多头移液器）。

（2）标本采集：同 RPR 方法。

2. 检测流程

（1）将 ELISA 试剂盒由 4℃取出后，室温放置，平衡温度至室温。

（2）按照试剂盒说明，将试剂盒内的各种液体和阳性、阴性对照品充分混匀，并将 A 液和 B 液混合，避光保存。

（3）加稀释液：取标本稀释液，按照试剂盒说明的使用量加到反应板各孔内，注意预留空白孔。

（4）孵育：加入待检血清，同时照试剂盒说明作阳性和阴性对照，置 37℃ 孵育一定时间，然后用洗板机洗板。

（5）加酶结合物：在反应各孔加酶结合物，置 37℃ 孵育一定时间，用洗板机洗板。

（6）加显色剂：加入步骤（2）的 A 液和 B 液混合液，在 37℃ 避光孵育一定时间。

（7）终止反应：加入终止液，酶标仪 450 nm 测各反应孔的 OD 值。

3. 结果判读

根据试剂盒内提供的阳性、阴性对照品的反应 OD 值是否在规定的数值范围内，同时参照加入的室外质控品的反应 OD 值是否在可信区间内，以判断该批次试验的有效性，并根据阳性、阴性 OD 值设定阈值（cut-off 值）。

4. 结果报告

标本 OD 值大于或等于 cut-off 值的报告阳性，OD 值小于 cut-off 值的报告阴性。

5. 临床意义

（1）在梅毒特异性抗体的检测中，其临床意义与 TPPA 相同，即可用于非梅毒螺旋体抗原血清学试验 RPR 或 TRUST 阳性标本的确证试验。

（2）ELISA 法每次所做标本量较大，所以适合于样本量大的医疗机构、妇幼保健机构、血液中心和疾控机构等开展梅毒的筛查检测。

6. 注意事项

（1）临床诊断中，对本试验结果存在疑问，尤其是弱阳性者，可用 TPPA 或其他检测梅毒特异性抗体的方法进行验证。

（2）每批次试验都要使用室外质控品，根据室外质控品的 OD 值以判断本批次试验的有效性，并做好室内质控图。

（3）洗板要彻底，尤其是在加完酶结合物后更要彻底洗板，否则在显色后容易出现"花板"现象,增加"假阳性"的几率。

(4)严格按照试剂盒说明书掌握显色时间,显色结束后及时加入显色终止液,缩短或延长显色时间会增加"假阴性"或"假阳性"出现的几率。

(5)测量 OD 值前,要将酶标仪开机"预热"30 min,以增加检测测量值的准确性和稳定性。

(四)快速免疫层析检测法(rapid test, RT)

这是近年来发展起来的快速检测梅毒特异性抗体的方法,该法以硝酸纤维素膜为载体,将重组的梅毒螺旋体抗原固定在膜上,待检样本(全血、血浆或血清)与标记的梅毒螺旋体特异性抗原结合并沿固相载体迁移,阳性结果在膜上抗原部位显示出有色条带,可以直接判读结果(图 2-4,见彩色插页)。

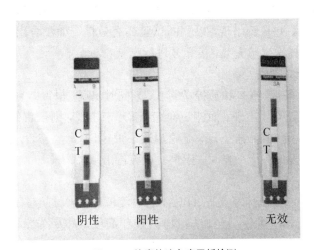

图2-4　梅毒快速免疫层析检测

1. 检测前准备

(1)仪器耗材:主要包括测试板、缓冲液和一次性滴管、移液器和离心机等。

(2)标本采集

①血清和血浆标本的采集同 RPR 方法。

②末梢全血的采集：消毒局部皮肤（成人和 1 岁以上儿童可选择耳垂、中指、无名指或食指，1 岁以下儿童采用足跟部），用一次性采血针刺破皮肤，无菌棉签擦掉第一滴血，然后收集滴出的血液备用。

2. 检测流程

全血和血（浆）清标本的检测步骤不完全一样，但基本检测流程如下：

（1）加样：按照试剂盒说明书，用一次性滴管滴加一定量的标本于加样孔 S 中。

（2）加缓冲液：立即加入一定量的缓冲液于 S 中。

（3）反应：置室温反应 15 ～ 20 min，读取结果。

3. 结果判读

按照试剂盒说明书要求，在规定时间内判读结果，首先观察质控条带（C）是否出现，以判断试验的有效性。如没有出现质控条带，说明该次试验无效，需重复进行试验。

4. 结果报告

测试条带（T）和质控条带（C）同时出现，报告结果阳性。仅质控条带（C）出现，而测试条带（T）未出现，则报告结果阴性。如质控条带（C）未出现，无论测试条带（T）出现与否，都表明该次试验无效，为无效结果，应重复试验再出结果。

5. 临床意义

（1）基本临床意义同 TPPA，为检测梅毒特异性抗体的方法。

（2）该法可使用全血检测，且操作简便，无需仪器设备，适合于基层医疗卫生机构快速梅毒筛查。

（3）该法所需时间短，一般 30 min 内便可出结果，故适合于门诊急诊、高危人群筛查等快速梅毒筛查。

6. 注意事项

（1）本法虽简便快速，若对结果有疑问，可使用 TPPA 等检测梅毒特异性抗体方法进行重复试验确证。

（2）建议将 RT 检测纳入生物安全Ⅱ级实验室内开展，若无该试验条件，应严格掌握试验时的温度和湿度，读取结果时应在光亮处。

（3）严格按照说明书建议的反应时间读取结果，缩短或延长反应时间均可导致"假阴性"和"假阳性"结果的出现。

（4）如出现无效结果，应再次仔细阅读试剂说明书，并使用新的试剂条重新测试。如问题仍然存在，应停止使用此批号产品。

（五）荧光螺旋体抗体吸收试验（Fluorescent treponemal antibody absorption test, FTA-ABS）

1. 检测前准备

（1）仪器耗材

①仪器设备：荧光显微镜，移液器。

②试剂盒，主要包括：梅毒螺旋体抗原玻片，有直径 0.5 cm 涂布梅毒螺旋体的圆圈，在高倍镜下每视野不少于 30 条螺旋体，丙酮固定；吸收剂（5 mL 冷冻干燥品），由体外培养的 Reiter 株螺旋体制备而成，使用前用无菌蒸馏水恢复原体积；荧光抗体，用荧光素标记羊或鼠抗人免疫球蛋白；阳性对照血清；PBS 缓冲液；固定剂。

③血清稀释板。

（2）标本采集：同 RPR 试验。

2. 检测流程

（1）血清灭活：将血清标本于 56℃ 灭活 30 min，备用。

（2）血清稀释：吸收剂加入 5 mL 无菌蒸馏水，用作血清的稀释；血清标本和吸收剂按 1 :（5 ~ 20）稀释，混匀后置有盖湿盒内于 35 ~ 37℃ 孵育 30 min。

（3）加样：每次试验必须设 PBS 缓冲液、吸收剂、PBS 缓冲液 1 : 5 稀释阳性和阴性血清、吸收剂 1 : 5 稀释阳性和阴性血清共 6 个对照涂片。将系列稀释的血清分别加到抗原片上（每孔不少于 30 μL），放入有盖湿盒内，置 35 ~ 37℃ 孵育 30 min。

（4）洗涤：用 0.01 M 的 PBS-Tween-80 液冲洗抗原片，每 5 min 更换 PBS 液 1 次，共 3 次。最后一次用蒸馏水冲洗一遍，冷风吹干备用。

（5）加荧光抗体：抗原片每个圈内加 10 μL 荧光抗体（荧光抗

体稀释为工作液），放湿盒 35 ～ 37℃孵育 30 min。重复步骤（4）的洗涤和吹干。

（6）封片镜检：抗原片加固封剂（甘油缓冲液）1 滴，覆以盖玻片，在荧光显微镜下观察，读片。

3. 结果判读

对照及涂片荧光强度应符合如下结果方可判断试验的有效性：

（1）阳性对照（1∶5 PBS）：　　　　　　　4＋

（2）强阳性对照（1∶5 吸收剂）：　　　　　3＋

（3）阴性对照（1∶5 PBS）：　　　　　　　—

（4）阴性对照（1∶5 吸收剂）：　　　　　　—

（5）空白对照（PBS）：　　　　　　　　　—

（6）空白对照（吸收剂）：　　　　　　　　—

在满足上述条件的情况下，在荧光显微镜下，标本涂片中见到发绿色荧光的螺旋体为阳性。

4. 结果报告

阳性：在荧光显微镜下，标本涂片中见到发绿色荧光的螺旋体的。

阴性：在荧光显微镜下，标本涂片中未见或微显淡绿色的背景的。

5. 临床意义

FTA-ABS 是梅毒螺旋体抗原血清学试验的"金标准"，其临床意义与 TPPA 相同。但因其操作步骤繁琐、费时、对仪器和检验人员要求较高，因此，一般不作为临床实验室检测方法使用。

6. 注意事项

（1）抗原片在洗涤时要充分、干净，否则容易有残存的杂质影响结果的判读。

（2）该法对检验人员的要求非常高，要求有相关经验的、熟练的检验人员操作和最后的结果判读。否则容易将杂质发出的荧光误读为梅毒螺旋体发出的荧光信号。

（六）化学发光免疫分析法（Chemiluminescence immunoassay, CLIA）

这是 EIA 技术的新发展，通过化学发光底物取代传统的显色底物辣根过氧化物酶催化鲁米诺发光和碱性磷酸酶催化金刚烷衍生物发光。梅毒化学发光免疫标记分析法是利用双抗原夹心法化学发光免疫分析原理，采用多种梅毒螺旋体特异抗原包被固相发光微孔板，以辣根过氧化物酶标记相同蛋白抗原作为标记抗原，与样本中的梅毒螺旋体抗体形成双抗原夹心复合物后，加入化学发光底物反应后，测定其发光强度（Relative light unit, RLU），然后根据 cut-off 值判断检测结果。

1. 检测前准备

（1）仪器耗材：化学发光免疫分析仪（全自动或半自动系统）；微孔板洗板机；微量振荡器；37℃恒温水浴箱；移液器（建议使用多头移液器）；其他耗材，如吸头、去离子水、一次性手套等。在全自动系统中，上述几项无需单独配置。

（2）标本采集：同 RPR 试验。

2. 检测流程

（1）试剂准备：由 4℃冰箱内取出试剂盒，置室温平衡 30 min 以上。

（2）放置微孔板：将微孔板取出，按照试剂盒说明书的要求分别设置空白对照、阴性对照、阳性对照和质控品孔，并根据样本的数量设计试验并在板架上放好微孔板条。

（3）加样：除空白对照孔外，阴性对照孔、阳性对照孔和样本孔分别加入 50 μL 相对应的对照品或样本。

（4）加酶标记物：除空白对照孔外，其余每孔加入酶标记物 50 μL。

（5）孵育：用微量振荡器振荡混匀 5 s，封板膜封住微孔板，置 37℃水浴孵育 1 h。

（6）洗板：用稀释后的洗板液洗涤微孔板 5 次，每次用 400 μL 洗涤液浸泡不少于 10 s，最后将微孔板甩干。

（7）加底物：每孔加入配制的化学发光底物工作液 100 μL，微量振荡器振荡 5 s。室温避光静置反应 5 min。

（8）检测：将微孔板置发光分析仪上依次测量各孔的发光强度（RLU），测量时间 0.1～1.0 s。

3. 结果判读和报告

根据化学发光分析仪测量的 RLU 值自动判读结果，标本 RLU 值大于 cut-off 值报告阳性，RLU 值小于 cut-off 值的报告阴性。

4. 临床意义

同 TPPA 和 ELISA。

5. 注意事项

（1）底物反应结束后及时进行结果的测量，否则可能会导致较大测量误差。

（2）血清标本应注意不含或极少含血细胞，否则容易导致假阳性的结果。

（3）黄疸或污染严重的样本会导致错误的结果。

（4）血清中的纤维蛋白会对结果产生较大影响，故在处理血清标本时应使血清充分凝集，接受抗凝剂治疗的患者血清，应延长凝血时间。

（5）84 消毒液等强氧化剂能引起发光底物发生反应，导致错误结果，因此，化学发光实验室应避免使用此类消毒剂。

（6）叠氮钠会影响测量结果，故血清中不应使用叠氮钠作为防腐剂。

（7）加样时要将所有试剂充分混匀，操作要快速、准确，不要使溶液黏到孔壁上，尽量缩短加样时间。

（8）孵育时要用封板膜将微孔板封住，以免样本蒸发和污染，封板时避免大幅度摇晃微孔板，以免交叉污染。

（9）建议专用加发光底物的移液器，同时在加发光底物时避免吸头的污染，以免造成反应孔内本底发光强度升高而影响检测结果的准确性。

第四节　病原学检测

梅毒螺旋体是一类细长、柔软、富有弹性、弯曲呈螺旋状、运动活泼的单细胞微生物。螺旋体是介于细菌与原虫之间的一类微生物。因梅毒螺旋体不易被染色，故有苍白螺旋体之称。梅毒螺旋体长约 6～20 μm，平均有 6～14 个螺旋。其菌体折光性很强，普通显微镜下很难看到，只有在暗视野显微镜下才可以看见透明菌体。

一、暗视野显微镜（darkfield microscopy）检查

梅毒患者的硬下疳、淋巴结、皮肤黏膜损害和梅毒孕妇的羊水中均可检查到梅毒螺旋体。将标本置于暗视野显微镜下，光线从聚光器的边缘斜射到标本上，标本中的梅毒螺旋体产生折光，从而可根据其特殊运动形态和运动方式进行检查（图 2-5）。

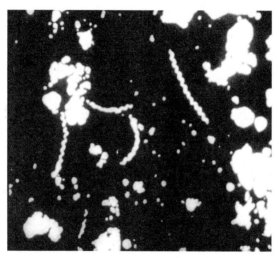

图2-5　暗视野显微镜下梅毒螺旋体（尹跃平教授提供）

（一）检查前准备

1. 仪器耗材

（1）暗视野显微镜；

（2）不锈钢刮刀；

（3）载玻片、盖玻片；

（4）无菌生理盐水；

（5）其他相关耗材：无菌纱布、无菌棉签、注射器等。

2. 标本采集

（1）皮肤黏膜组织液：无菌生理盐水擦拭皮损表面取出污物，刮刀轻刮，轻轻挤压表层，取出渗出液与预先滴加在载玻片上的生理盐水混合后加盖玻片镜检。

（2）淋巴液：无菌操作穿刺淋巴结，注入无菌生理盐水并反复抽吸 2～3 次，取少量淋巴液直接滴加在载玻片上，加盖玻片后镜检。

（3）羊水：羊水采集需由专业人员方可操作，是通过孕妇的羊膜穿刺采集羊水，然后将羊水置载玻片上，加盖玻片后镜检。

（二）检查流程

1. 将待检标本制成生理盐水涂片，加盖玻片后立即镜检。

2. 在预先调整好的暗视野显微镜的聚光器上加数滴浸油。轻轻调低聚光器，使之在载物台下方。

3. 将标本玻片置载物台上，上升载物台至浸油接触到玻片底部，此时要避免浸油出现气泡。

4. 先用低倍镜（10 倍）对焦标本。通过调节聚光器上的光轴矫正螺丝，使视野的光环居中，并通过调节聚光器的高度以得到最小直径的光环。

5. 再用高倍镜（40 倍）对焦标本并仔细检查。

（三）结果判读和报告

在暗视野显微镜下，发现细小、白色、有折光行的螺旋状微生物，长 6～20 μm，直径小于 0.2 μm，有 6～14 个螺旋，具有旋转、蛇行及伸缩等特征的运动方式。若观察到上述特征的螺旋体，则报告梅毒螺旋体检查结果阳性；若未见到上述特征的螺旋体，则报告梅毒螺旋体检查结果阴性。

（四）临床意义

1. 梅毒螺旋体暗视野显微镜检查结果阳性，在临床上可确诊梅毒。特别是对有皮肤黏膜损害和淋巴结病变的一、二期梅毒的诊断有重要价值，且具有快速、方便、易操作等特点。

2. 如镜检时未发现梅毒螺旋体，则不能排除梅毒。阴性结果的原因可能有以下几点：标本中的梅毒螺旋体量不足（单次的暗视野检测敏感性低于50%），病人已经接受抗梅毒治疗、皮损已接近消退或标本取自非梅毒性皮损。

（五）注意事项

1. 取材前要清洁皮损表面皮肤，取材时应注意无菌操作。

2. 取材时要尽量避免出血，以提高检出阳性率。

3. 取材后要尽快镜检标本，如搁置时间太久，将导致梅毒螺旋体活动能力下降，导致很难观察到阳性结果。

4. 对口腔梅毒性溃疡的标本，在暗视野显微镜下如观察到梅毒螺旋体的特征性形态和运动方式，应与其他螺旋体相区别。

5. 尽量将暗视野显微镜置于暗室，这样对比度会更好。避免强日光。

6. 无论暗视野显微镜检查的结果如何，都应进一步进行血清学检测。

二、镀银染色检查

梅毒螺旋体虽不易染色，但其具有亲银性，可被银溶液染成黑褐色，故可以在普通高倍显微镜下观察到梅毒螺旋体（图2-6）。

（一）检查前准备

1. 仪器耗材

（1）普通显微镜；

（2）加拿大树胶；

（3）无水乙醇；

（4）罗吉氏固定液；

（5）鞣酸媒染剂；

（6）Fontana银溶液；

（7）其他耗材：如刮刀、无菌纱布、载玻片、盖玻片、注射器等。

2. 溶液配制

（1）罗吉氏固定液：冰醋酸1.0 mL、甲醛溶液2.0 mL、蒸馏水100 mL。

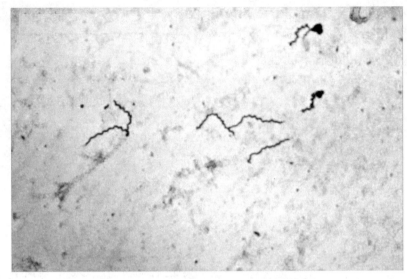

图2-6　镀银染色的梅毒螺旋体（尹跃平教授提供）

（2）鞣酸媒染剂：鞣酸 5.0 g、石炭酸 1.0 g、蒸馏水 100 mL。

（3）Fontana 银溶液：硝酸银 5.0 g、蒸馏水 100 mL。

临用前，取硝酸银溶液 20.0 mL，逐渐滴入 10％氢氧化铵液使之形成棕色沉淀，轻轻摇匀后恰能重新完全溶解为止，此时，溶液清亮。然后加入硝酸银溶液数滴，至溶液摇匀后仍显轻度混浊为止。此溶液应在临用前配制，不可预制。

（二）检查流程

1. 涂片的干燥：将采集到的标本均匀涂布于洁净的载玻片上，置空气中自然干燥，不可用火固定。

2. 固定：用罗吉氏固定液将涂片固定 2 ～ 3 min。

3. 洗涤：以无水乙醇洗涤涂片。

4. 媒染：加鞣酸媒染剂 2 ～ 3 滴于涂片上，微加热以产生蒸气，染色 30 s。

5. 银染：水冲洗后，加新鲜配制的银染液 2 ～ 3 滴于涂片上，微加热以产生蒸气，染色 30 s。

6. 封片：水冲洗后，置空气中自然干燥，加盖玻片，以加拿大树胶封固（封固的目的是防止油镜镜检时标本脱色，也有利于标本的长期保存）。

7. 镜检：先用低倍镜观察，找到标本，然后换高倍镜，最后用油镜观察，仔细检查涂片标本。

（三）结果判读及报告

在普通显微镜的油镜下观察，可以看到黑褐色梅毒螺旋体的标本则报告检查结果阳性；未见到染成黑褐色梅毒螺旋体的标本则报告检查结果阴性。

（四）临床意义

同暗视野显微镜检查。

（五）注意事项

1. 做涂片时，不可以使用火干燥涂片，只能在空气中自然干燥，否则容易使梅毒螺旋体裂解，影响检查结果。

2. 每次微加热时均不能太热，更不能沸腾或蒸干，使其微冒蒸气即可。

3. 每次水洗都要彻底，否则容易造成涂片本底颜色太深而影响梅毒螺旋体的观察。有报道称，蒸馏水洗的效果要好于自来水洗。

4. 应注意梅毒螺旋体与其他种类螺旋体的区别。

第五节　梅毒检测方法的评价

梅毒的诊断主要依赖于在特征性的皮损中检测到梅毒螺旋体或者在血（浆）清中检测到相关抗体。但梅毒的临床表现非常复杂，如感染梅毒后可以不出现任何临床症状，称之为潜伏（隐性）梅毒，这样检测梅毒螺旋体就相对困难，只能依靠血清学检测来诊断；感染梅毒螺旋体的早期存在"窗口期"而检测不到抗体，或者在早期只能检测到梅毒特异性抗体而检测不到非特异性抗体等。所以各种梅毒检测方法在临床应用中都存在一定的局限性，要结合患者病史、临床症状和检测结果综合作出诊断。

一、血清学检测方法

由于梅毒血清学检测方法成熟、简便、结果可靠等特点，适合各级各类医疗卫生机构开展梅毒的筛查、诊断，所以血清学检测是目前提供临床诊断依据的主要梅毒实验室检测方法。

梅毒的血清学检测主要包括非梅毒螺旋体抗原血清学试验和梅毒螺旋体抗原血清学试验，常用的非梅毒螺旋体抗原血清学试验包括快速血浆反应素环状卡片试验（RPR）和甲苯胺红不加热血清试验（TRUST），但在疑似神经梅毒患者的脑脊液检测中，性病研究实验室玻片试验（VDRL）更具有临床诊断价值。在梅毒患者进行治疗效果随访观察时，要根据 RPR 或者 TRUST 定量试验及抗体滴度的变化进行判断。

梅毒螺旋体抗原血清学试验除比较经典的梅毒螺旋体颗粒凝集试验（TPPA）外，还有梅毒螺旋体血细胞凝集试验（TPHA）和酶联免疫吸附试验（ELISA）等，现在也出现了很多新的梅毒特异性抗体检测方法，如免疫层析快速检测法（RT）和化学发光免疫分析法（CLIA）等。各种方法都有其方法的特点和优势，有其适用的领域，如 ELISA 法适用于人群大规模筛查时大量标本的检测，而 RT 法则适用于基层的医疗卫生机构，如乡镇卫生院或社区卫生服务中心等开展梅毒的筛查和检测。这些检测方法都具有一个共同的特点：检测的都是梅毒特异性抗体。

无论采取哪种梅毒螺旋体抗原血清学试验方法，都不能替代非梅毒螺旋体抗原血清学试验的临床意义，因为两种不同原理的检测方法所反映的梅毒螺旋体感染的状况、时期是不同的。两种梅毒血清学检测方法临床意义汇总如下（表2-3）：

表2-3 不同梅毒血清学检测方法的临床意义汇总

血清学检测方法		主要临床意义
梅毒螺旋体抗原血清学试验（TPPA、ELISA、RT、CLIA等）	非梅毒螺旋体抗原血清学试验（RPR、TRUST等）	
—	—	排除梅毒感染 极早期梅毒
+	+	现症梅毒 既往感染
+	—	既往感染 早期梅毒（感染时间在两周左右） 晚期梅毒
—	+	非梅毒螺旋体抗原血清学试验假阳性

二、病原学检测方法

病原学检测是梅毒检测中最直观、经济、简便的方法。暗视野显微镜检查梅毒螺旋体是能够在梅毒发病的早期提供给临床明确诊断依据的方法，世界卫生组织推荐该方法作为性病诊疗机构实验室常规必备的检测手段之一。但由于该方法需要特殊的仪器——暗视野显微镜，并且在检测中需要经过培训、经验丰富的人员操作才可以给出可信的检查结果，所以在实际应用，尤其是在基层医疗机构的应用中受到了很大的限制。镀银染色法可以采用普通显微镜开展梅毒螺旋体的检查，提高了检测的敏感性。但由于口腔中除密螺旋体外还有其他螺旋体定植，因此不推荐用暗视野显微镜或镀银染色法检查采自口腔损害的标本。

三、胎传梅毒检测方法

先天（胎传）梅毒的实验室检测与成人梅毒检测不完全相同，胎传梅毒主要是由于在怀孕和分娩过程中，新生儿或儿童从母体感染梅毒螺旋体而导致的。在怀孕过程中，母亲的抗梅毒 IgG 抗体可以通过胎盘屏障而传递给胎儿，这意味着无论新生儿或儿童是否感染梅毒螺旋体，其血液内抗梅毒螺旋体的非特异性和特异性抗体检测均会呈现阳性。在正常情况下，梅毒螺旋体和抗梅毒螺旋体的 IgM 抗体由于分子量大、二级结构复杂等因素是不能直接通过胎盘屏障而传递给胎儿的。所以只依赖于患儿本身的血清学检测是不足以下胎传梅毒诊断结论的。

（一）胎传梅毒的诊断标准

在确证其生母为现症梅毒患者的情形下，患儿的实验室检测结果满足下列任何一项即诊断为胎传梅毒：

1. 患儿有皮损症状，且在皮损部位检测到梅毒螺旋体。

2. 非梅毒螺旋体抗原血清学试验和梅毒螺旋体抗原血清学试验均阳性，且非梅毒螺旋体抗原血清学试验的滴度在 18 个月内持续上升。

3. 非梅毒螺旋体抗原血清学试验和梅毒螺旋体抗原血清学试验均阳性，且非梅毒螺旋体抗原血清学试验的滴度是其母亲的 4 倍（2 个稀释度）及以上。

4. 患儿体内检测到抗梅毒螺旋体的 IgM 抗体。

（二）注意事项

目前，我国胎传梅毒的检测由于在试剂开发、检测标准掌握、医务人员培训和医疗纠纷频发等方面存在诸多问题，造成目前我国胎传梅毒诊断符合诊断标准的比例在所有梅毒中是最低的。这一方面会造成许多胎传梅毒患者的过度诊断和治疗，同时也造成了许多胎传梅毒患儿的漏诊，给社会和家庭造成沉重的负担和压力。所以在疑似胎传梅毒患儿的实验室诊断中需要注意以下几个问题：

1. 要取新生儿或儿童血液进行检测，而不是脐带血。

2. 在以非梅毒螺旋体抗原血清学试验的滴度是患儿母亲的 4 倍（2 个稀释度）及以上的比较中，滴度低于该值并不能排除胎传梅毒。

3. 患儿的非梅毒螺旋体抗原血清学试验和梅毒螺旋体抗原血

清学试验两者均阳性者，不能确诊为胎传梅毒。

第六节 梅毒检测策略的应用

梅毒的血清学检测无论是用于临床诊疗服务、流行病学监测、高危人群筛查、行为干预和血液筛查等目的，都需要根据非梅毒螺旋体抗原血清学试验和梅毒螺旋体抗原血清学试验的特性进行选择和结果判读，在临床诊疗服务中，可选择任何一类梅毒血清学检测方法为筛查（初筛）试验，但筛查结果阳性者需经另一类梅毒血清学检测方法复检确证，才能为临床诊断和疫情报告等提供实验室检测依据。

如果以流行病学监测、高危人群筛查和行为干预为目的的筛查，可以首先选用梅毒螺旋体抗原血清学试验为筛查试验，得到的数据为人群感染率，其中包括既往感染者和现症梅毒感染者，阳性结果再使用非梅毒螺旋体抗原血清学试验复检，得到的数据即为现症梅毒感染者（需根据患者病史排除血清固定者）；若以非梅毒螺旋体抗原血清学试验为初筛，得到的数据则为近似现症梅毒感染者，这就需要以梅毒螺旋体抗原血清学试验复检，排除非梅毒螺旋体抗原血清学试验生物学假阳性者，并根据病史排除血清固定者，这样才可以得到该人群的现症梅毒感染者数据，但以这种方法为初筛的结果无法反映该人群的梅毒感染状况。在以流行病学监测、高危人群筛查和行为干预为目的的筛查中，无论采用哪种梅毒血清学检测为初筛，均需在报告中特别说明梅毒的检测方法，以正确评估该人群的梅毒感染状况。

一、常规临床诊疗服务的检测策略

（一）策略一：非梅毒螺旋体抗原血清学试验为初筛的检测策略

采用任何一种非梅毒螺旋体抗原血清学试验（RPR、TRUST等，以 RPR 为例，下同）对标本进行初筛，呈阴性反应的标本可直接出具 RPR 试验阴性（—）报告；对呈阳性的标本，需采用任何一种梅毒螺旋体抗原血清学试验（TPPA、TPHA、ELISA、RT、CLIA 等，以 TPPA 为例，下同）进行复检，排除 RPR 生物学假阳性，确认是否为梅毒现症感染，同时做 RPR 定量试验检测其抗体滴度用于疗效判断随访。TPPA 呈阳性反应的样品，出具 RPR 阳性（+）及滴度（1：x）、TPPA 阳性（+）报告；TPPA 呈阴性反应的样品，出具 RPR 阳性（+）、TPPA 阴性（-）报告（如采用的是 ELISA、RT 方法，有条件的实验室可采用 TPPA 方法进一步验证其阴性结果）。出具结果报告时均需标明采用的具体方法。 检测流程见图 2-7。

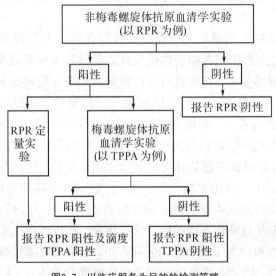

图2-7　以临床服务为目的的检测策略一

（二）策略二：梅毒螺旋体抗原血清学试验为初筛的检测策略

采用任何一种梅毒螺旋体抗原血清试验对样品进行初筛（以TPPA 为例，下同），对呈阴性反应的样品，可出具 TPPA 阴性（-）报告；对呈阳性反应的样品，进一步采用任何一种非梅毒螺旋体试验（以 RPR 为例，下同）进行复检以判断是既往感染梅毒或现症感染梅毒，同时应做 RPR 定量试验。复检 RPR 呈阴性反应的样品，可出具 TPPA 阳性（+）、RPR 阴性（-）报告；复检 RPR 呈阳性反应的样品，出具 TPPA 阳性（+）、RPR 阳性（+）及滴度（1∶x）的报告。检测流程见图 2-8。

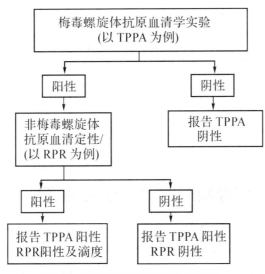

图 2-8 以临床服务为目的的检测策略二

二、流行病学监测的检测策略

采用梅毒螺旋体抗原血清试验 ELISA 方法对样品进行初筛，对呈阴性反应的样品，报告 ELISA 阴性（-）结果；对呈阳性反应的样品再用任何一种非梅毒螺旋体抗原血清试验（以 RPR 为例，下同）方法进行定性及定量检测。复检 RPR 呈阴性反应的样品，可出具 ELISA 阳性（+）（有条件的实验室可采用 TPPA 方法进一步验证结果）、RPR 阴性（-）报告；复检 RPR 呈阳性反应的样品，出具 ELISA 阳性（+）、RPR 阳性（+）及滴度（1∶x）的报告。梅毒螺旋体抗原血清试验和非梅毒螺旋体定性试验结果均为阳性数可作为梅毒血清现症感染率的分析，检测流程见图 2-9。

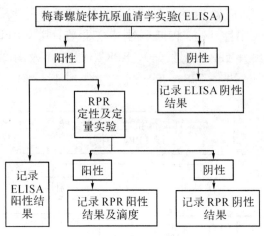

图2-9　以流行病学监测检测策略

第七节　梅毒检测实验室建设和管理

　　梅毒是一类严重危害人类身心健康和社会稳定的性传播疾病，梅毒的诊疗和预防控制工作都需要梅毒检测实验室提供的结果作为依据。没有正确的检测结果就没有正确的梅毒诊断；另外，梅毒检测实验室综合了细菌学、免疫学、生化鉴定及分子生物学等各种方法，这对实验室的软件及硬件均提出了较高要求。首先，检测人员要经过相关检测工作的培训，这是保障检测结果正确的智力因素；其次就是实验室设施和仪器设备要完善，这是保障检测结果正确的物质因素。2010年，国家下发了《中国预防与控制梅毒规划（2010～2020年）》，文件明确要求：加强梅毒检测质量控制和实验室能力建设，建立全国梅毒实验室检测质量控制管理网络，制定梅毒检测技术规范。到2015年底要基本建立梅毒检测网络和梅毒检测实验室质量控制体系，梅毒检测质量明显提高；到2020年底要使梅毒检测网络进一步完善。实现这些目标，需要对梅毒检测实验室的建设和发展投入更多的人力、物力和财力，使之真正成为能在梅毒诊疗和预防控制中发挥重要作用的实验室网络。

一、实验室网络建设

(一)省级性病中心实验室

1. 人员要求

实验室人员至少 3 名以上,其中具有高级卫生技术职称人员至少 1 名,中级卫生技术职称人员至少 2 名。实验室技术人员应接受过省级以上性病检测技术培训,其中至少一人 3 年内参加过国家级性病检测技术培训,并获得培训证书。有明确的性病实验室工作专职负责人员。

2. 职责要求

(1)要求已经制定辖区内性病实验室工作管理规划及相关实施方案。

(2)要求定期组织辖区内各级医疗卫生机构的性病实验室质量管理工作,开展梅毒等性病实验室的质量控制工作。

(3)要求定期对辖区内各级性病防治医疗卫生机构实验室进行技术培训指导。

(4)要求能够配合性病疫情及规范化性病诊疗服务,对各级医疗卫生机构的性病实验室工作开展现场技术督导和考察。

3. 实验室基本设置要求

(1)需有符合二级生物安全实验室(BSL-2)要求的建筑区域,包括细菌室、血清免疫室、核酸检测室等。建筑区域分为清洁区、污染区,应包括资料管理以及工作人员休息区等。

(2)实验室应配置如下设备:普通显微镜、暗视野显微镜、荧光显微镜、普通离心机、普通冰箱、低温冰箱($-70℃$)、液氮储存罐、CO_2 培养箱(或电热恒温培养箱)、电热烤箱、水浴箱、酶标读数仪、洗板机、普通天平、生物安全柜、水平旋转仪(梅毒检测用)、振荡器、核酸扩增仪、实验室恒温设备、高压蒸气灭菌锅。并配备有性病实验室专用的电脑、网络设备、安全防护用品等。

4. 检测项目

(1)病原体检测:梅毒螺旋体暗视野检查或镀银染色。

（2）非梅毒螺旋体抗原血清学检测：快速血浆反应素环状卡片试验或甲苯胺红不加热血清试验（RPR / TRUST）。

（3）梅毒螺旋体抗原血清学检测：梅毒螺旋体血球（或颗粒）凝集试验（TPHA / TPPA），ELISA 或快速检测，荧光螺旋体抗体吸收试验（FTA-ABS）。

（二）地市级梅毒检测中心实验室

1. 人员要求

实验室人员至少 3 名以上，其中具有高级卫生技术职称人员至少 1 名，中级卫生技术职称人员至少 1 名。实验室技术人员应接受过省级以上梅毒检测技术培训并获得培训证书。有明确的梅毒检测实验室工作专职负责人员。

2. 职责要求

（1）要求已经制定辖区内梅毒检测实验室工作管理规划及相关实施方案。

（2）要求定期组织辖区内各级医疗卫生机构的梅毒检测实验室质量管理工作，开展梅毒检测实验室的质量控制工作。

（3）要求定期对辖区内各级医疗卫生机构梅毒检测实验室进行技术培训指导。

（4）要求能够配合性病疫情及规范化性病诊疗服务，对各级医疗卫生机构的梅毒检测实验室工作开展现场技术督导和考察。

3. 实验室基本设置要求

（1）需有符合二级生物安全实验室（BSL-2）要求的建筑区域，包括细菌室、血清免疫室、核酸检测室等。建筑区域分为清洁区、污染区，应包括资料管理以及工作人员休息区等。

（2）实验室应配置如下设备：普通显微镜、普通离心机、普通冰箱、低温冰箱（-70℃）、电热烤箱、水浴箱、酶标读数仪、洗板机、普通天平、生物安全柜、水平旋转仪、振荡器、核酸扩增仪、实验室恒温设备、高压蒸气灭菌锅。并配备有梅毒检测实验室专用的电脑、网络设备、安全防护用品等。

4．检测项目

（1）病原体检测：梅毒螺旋体暗视野检查或镀银染色。

（2）非梅毒螺旋体抗原血清学检测：快速血浆反应素环状卡片试验或甲苯胺红不加热血清试验（RPR／TRUST）。

（3）梅毒螺旋体抗原血清学检测：梅毒螺旋体血球（或颗粒）凝集试验（TPHA／TPPA），ELISA或快速检测。

（三）县（区）级梅毒检测实验室

1．人员要求

实验室人员至少2名以上，其中具有中级卫生技术职称人员至少1名。实验室技术人员应接受过地市级以上梅毒检测技术培训并获得培训证书。有明确的梅毒检测实验室工作专职负责人员。

2．职责要求

（1）要求已经制定辖区内梅毒检测实验室工作管理规划及相关实施方案；

（2）有能力组织辖区内各级医疗卫生机构的梅毒检测实验室质量管理工作；

（3）定期对辖区内各级医疗卫生机构梅毒检测实验室进行技术培训指导；

（4）能够配合性病疫情及规范化性病诊疗服务，对各级医疗卫生机构的梅毒检测实验室工作开展现场技术督导和考察。

3．实验室基本设置要求

（1）需有符合二级生物安全实验室（BSL-2）要求的建筑区域，包括细菌室、血清免疫室等。建筑区域分为清洁区、污染区，应包括资料管理以及工作人员休息区等。

（2）实验室应配置如下设备：普通离心机、普通冰箱、电热烤箱、水浴箱、酶标读数仪、洗板机、普通天平、生物安全柜、水平旋转仪、振荡器、实验室恒温设备、高压蒸气灭菌锅。并配备有梅毒检测实验室专用的电脑、网络设备、安全防护用品等。

4．检测项目

（1）非梅毒螺旋体抗原血清学检测：快速血浆反应素环状卡片

试验或甲苯胺红不加热血清试验（RPR / TRUST）；

（2）梅毒螺旋体抗原血清学检测：梅毒螺旋体血球（或颗粒）凝集试验（TPHA / TPPA），ELISA 或快速检测。

（四）医疗机构梅毒检测实验室

1. 人员要求

实验室人员至少 2 名以上，其中具有中级卫生技术职称人员至少 1 名。实验室技术人员应接受过地市级以上梅毒检测技术培训并获得培训证书。有明确的梅毒检测实验室工作专职负责人员。

2. 职责要求

（1）有能力对本实验室开展的梅毒检测项目进行自查和纠错；

（2）定期接受上级梅毒检测实验室管理部门的质量控制和检查；

（3）能够配合性病疫情管理及规范化性病诊疗服务工作。

3. 实验室基本设置要求

（1）需有符合二级生物安全实验室（BSL-2）要求的建筑区域，包括细菌室、血清免疫室等。建筑区域分为清洁区、污染区（可为功能性分区），应包括资料管理以及工作人员休息区等。

（2）实验室应配置如下设备：普通离心机、普通冰箱、电热烤箱、水浴箱、生物安全柜、水平旋转仪、振荡器、实验室恒温设备、高压蒸气灭菌锅。并配备有梅毒检测实验室专用的电脑、网络设备、安全防护用品等。

4. 检测项目

（1）非梅毒螺旋体抗原血清学检测：快速血浆反应素环状卡片试验或甲苯胺红不加热血清试验（RPR / TRUST）；

（2）梅毒螺旋体抗原血清学检测：梅毒螺旋体血球（或颗粒）凝集试验（TPHA / TPPA），快速检测。

根据中国疾控中心的工作要求，各省（自治区、直辖市）级卫生行政部门根据当地梅毒流行情况、现有资源建立梅毒检测三级实验室管理网络，即性病中心实验室、梅毒检测中心实验室和梅毒检测实验室。省级性病预防控制机构应建立性病中心实验室。地市级性病预防控制机构应建立梅毒检测中心实验室，能开展各类梅毒实验室检测和对特殊疑难病人进行实验室鉴别和确证。每一个县（区）至少建立一个梅毒检测实验室，能开展梅毒螺旋体抗体和非梅毒螺旋体抗体血清学检测，并能对辖区内其他梅毒检测实验室转介的血清进行确证检测。县（区）级性病预防控制机构建立梅毒检测实验室。所有开展性病诊疗的医疗机构均应建设梅毒检测实验室（可与其他检测项目共用实验室），能够同时开展非梅毒螺旋体抗原血清学试验和梅毒螺旋体抗原血清学试验两种试验。

二、实验室管理

（一）人员培训

检测技术人员需经过上岗培训和在岗持续培训。上岗培训内容至少应包括：梅毒检测相关基础知识、梅毒相关检测技术及管理要求、实验操作、临床意义、质量保证与质量控制和生物安全等。要求掌握相关专业知识和技能，能独立熟练地操作并经考核合格，持证上岗。在岗持续培训指在工作中要根据需要接受复培训，实验室技术人员至少每3年1次。

实验室在使用新方法前，须对技术人员进行培训并进行考核，获得资格后方可开展相应工作。

（二）试剂管理和设备维护

1. 试剂管理

（1）用于临床诊断的检测方法应使用经国家食品药品监督管理局注册批准的试剂，应选择敏感性高、特异性好的试剂。用于献血员筛查的试剂应经批检检定合格。推荐使用经过国家性病参比实验室临床质量评估敏感性和特异性高的试剂。

（2）各实验室更换试剂批号时，应进行平行试验，即新批号试剂在测定质控品（已知结果）时能够获得与原试剂相同结果的情况。所有试剂盒须严格按要求妥善保存，所有试剂严格控制在有效期内使用。

（3）所有试剂均要有出入库记录，并有相关经手人员签字。

2. 仪器管理

实验室应设立常用仪器的维护及校准制度，以保证检测工作正常运转。必须经国家法定部门定期（每年至少1次）校准的仪器至少包括：酶标仪、洗板机，加样器，温度计，高压灭菌器等。加样器、温湿度计须经计量部门校准。其他精密仪器及出具实验结果的仪器，如生物安全柜，旋转仪、离心机等也须定期校准，并做好相应的校准和维护记录。

（三）检测质量评价

1. 内部质量评价

内部质量评价指由本实验室组织的质量评价，实验室应定期组织内部质量评价，应包括样品接收、检测、保存至发出检测报告的各个环节。

2. 外部质量评价

由本实验室之外的机构或单位组织，包括对质量保证和质量控制工作的评价，职能工作考核主要是评价实验室质量保证工作，能力验证（PT）或室间质量评价主要是评价实验室质量控制工作，是检验实验室对未知样品获得正确结果的能力。所有梅毒检测实验室必须参加梅毒检测管理机构或其他机构组织的外部质量评价。

（四）实验室生物安全

梅毒螺旋体属第三类病原微生物，一般情况下对人、动物或者环境不构成严重危害，传播风险有限，实验室感染后很少引起严重疾病，是有有效治疗和预防方法的致病微生物。

所有的血液、未固定的组织和组织液样品，均应视为有潜在的传染性，都应以安全的方式进行操作。所有管理和检测人员都应接受地市级以上梅毒检测实验室组织的安全培训。

为了保证安全，对临床和现场未知样本的梅毒血清学检测应在符合Ⅱ级生物安全实验室（BSL-2）要求的实验室中进行。

第三章

梅毒疫情监测

　　根据《中华人民共和国传染病防治法》，梅毒为乙类传染病，目前我国梅毒监测的病例定义采用的是卫生部颁发的《梅毒诊断标准》（WS273-2007），梅毒分为一期梅毒、二期梅毒、三期梅毒、隐性梅毒和胎传梅毒。梅毒诊断原则应根据流行病学史、临床表现及实验室检查结果进行综合分析；梅毒临床分期与分类应根据临床特点与血清学检测结果判定。

　　梅毒疫情监测是梅毒防治的重要工作基础。如果没有监测提供的信息，我们将无法制定正确有效的梅毒控制措施和策略，也无法评估防治效果。通过疫情监测，可以掌握本地区梅毒疫情的动态变化，评价梅毒的流行规模和疾病负担，认识梅毒疫情分布和影响因素，评估性病艾滋病防制工作效果，预测未来本地区梅毒的流行趋势并制定相应的预防控制策略和措施。

　　建立梅毒监测系统是公共卫生的重要任务之一，也是政府部门的职责。监测系统的建立需要依赖已有的公共卫生系统和医疗服务网络。我国的梅毒监测系统的目标是连续、系统收集和划定不同人群梅毒患病率数据，评价疾病负担，为制定梅毒控制规划，合理配置资源、确定干预的目标人群和评价效果提供依据。

第一节　梅毒流行概况

一、梅毒流行概况

据世界卫生组织估计，全球 15～49 岁成年男性和女性发生可治愈性病病例数 1990 年为 2.5 亿例，1995 年为 3.33 亿例，1999 年为 3.4 亿例，2005 年为 4.57 亿例，其中梅毒为 1067.88 万例。全球每天大约有 100 万人获得性传播感染。估计全球每年新发性病病例及其引起的相关并发症占全世界人口的 7%～10%。全球不同区域梅毒发病率差别很大，WHO 估计 2005 年在 15～49 岁成年人群中，梅毒的发病率以非洲为最高，男性为 11.08/1 000，女性为 8.54/1 000，以北美最低，男性为 0.41/1 000，女性为 0.11/1 000，全球男性平均为 3.21/1 000，女性平均为 3.04/1 000。在 WHO 发布的《预防和控制性传播感染全球战略：2006～2015 年》中估计，在患有未治疗的早期梅毒的孕妇中，妊娠中的 25% 会发生死胎和 14% 发生新生儿死亡，围产期总死亡率大约为 40%。仅仅在非洲地区，普遍使用有效预防措施来预防先天梅毒每年可避免 49.2 万例死胎和围产期死亡。从全球来看，性病感染成为了巨大的健康和经济负担，特别是发展中国家，在健康不良导致的经济损失中占 17%；性传播感染已经成为患者寻求医疗保健的前 10 位原因，显著地消耗国家的卫生资源和家庭收入。

新中国成立前，我国估计梅毒病例超过 1 000 万例。1949 年后政府采取了强有力的性病防治措施，经过 15 年的努力，1964 年我国基本消灭了梅毒等性病，取得了举世瞩目的成就。但 20 世纪 70 年代末，性病在我国重新出现并迅速蔓延。自 1979 年重庆市报告首例梅毒后，我国梅毒病例报告数不断增多，此后在全国蔓延开来。2000 年全国梅毒报告病例数达到高峰，报告发病率为 6.43/10 万，

2001年后，由于疾控机构改革，全国性病报告系统出现不稳定状况，2001～2003年间梅毒报告病例数出现下降。自2004年全国开始实行传染病网络直报后，梅毒报告病例数又出现快速上升的趋势，从2004年的96094例，上升到2012年的448620例，报告发布率由2004年的7.39/10万上升到2012年的30.15/10万，年均增长38.5%。

二、梅毒流行的影响因素

（一）生物学因素

首先，梅毒患者在感染后没有特定症状或者临床表现不典型，特别是隐性梅毒患者，造成了部分人群的漏诊、漏治，不能有效控制传染源，从而导致扩大了梅毒流行的范围。其次，人群对梅毒螺旋体缺乏保护性免疫反应，人群普遍易感，可以发生重复感染、反复感染、甚至多重感染。

（二）社会学因素

1. 人口流动的影响，流动人口大多为性活跃人群，人群的流动和各种高危性行为的发生成为了梅毒传播的社会学基础。

2. 健康教育的普及率不高，特别是对青少年，他们平时很少接触到预防性病的知识宣传，不知道如何保护自己，一旦感染梅毒等性病会给身体和心理造成极大创伤，加强对青少年的性知识教育和性道德教育，显得非常重要。

3. 社会上卖淫嫖娼的现象屡禁不止，性工作者的梅毒感染率很高，有些地方达到30%以上，特别是低档暗娼的危险性更高，加强对这些场所的打击力度，是控制梅毒传播的关键。

4. 性病诊疗的市场混乱，特别是个体私人诊所、民营机构的性病诊疗机构众多，很多梅毒患者不愿意去大的医院，喜欢找私人诊所，认为这样可以保护隐私，造成了许多病人得不到有效的治疗，或者延误了治疗时间，造成了病情的延误，增加了梅毒传播的风险。

5. 社会环境的影响，在建国初期，全国的梅毒感染率很高，从事性服务的人群，梅毒患病率几乎为80%。建国后，国家积极打击卖淫嫖娼，引导就业，通过一系列的措施，1964 年，全国的梅毒基本被消灭，不过随着改革开放后，性观念的改变和性产业的出现，梅毒出现了复燃，又再度的流行起来。

第二节　梅毒疫情监测的结构和组成

一、梅毒疫情监测的概念和目的

（一）概念

梅毒疫情监测是指长期连续地收集、分析人群的梅毒发病、患病及其影响因素的动态分布，对收集的信息进行及时的分析和反馈，并根据监测结果制定相应的梅毒控制规划、措施和评价指标，为控制梅毒的流行提供依据，并为性病艾滋病提供预测预警。

梅毒疫情被动监测：下级单位常规向上级机构报告梅毒疫情的数据和资料，而上级单位被动接受，称为梅毒的被动监测。比如常规法定传染病报告属于被动监测。这种常规监测有一个严重的缺陷，即不能包括未到医疗机构就诊的病人。

梅毒疫情主动监测：根据需要，上级单位亲自调查收集资料，或者要求下级单位主动去收集某方面的资料，称为主动监测。比如开展传染病漏报调查，以及按照统一要求对梅毒的疫情报告进行监测，努力提高报告率和报告质量，均属梅毒疫情的主动监测。

（二）目的

1. 判断梅毒的流行趋势

梅毒疫情的上升，还是下降，必须通过梅毒疫情的连续监测来实现。在报告中，可能存在报告的缺陷，重报、漏报等现象造成报告的不准确，但是，只要连续的监测，还是可以反映梅毒疫情的变化，为决策提供依据。

2. 判断梅毒流行的传播史

通过梅毒疫情的监测，可以更好地了解和掌握梅毒在人群中发生、发展和转化过程，为流行病学监测和临床治疗提供人群资料。

3. 了解梅毒患病的高危人群

通过梅毒疫情监测，可以掌握梅毒患病的高危人群，了解目标场所，及时进行场所和人群的干预。

4. 调查梅毒的流行因素

通过梅毒疫情的监测可以了解梅毒的人群、时间、地理分布特征，了解流行因素，为制定梅毒疫情控制政策提供依据。

5. 通过梅毒防治评价艾滋病防治的效果

梅毒疫情的监测结果可以评价艾滋病防治效果。目前艾滋病感染率的变化不能很好地反映其检测、监测、治疗和干预的效果，但是可以通过梅毒的发病和患病率的变化来评价，梅毒的感染率的变化比艾滋病的更加敏感和直接。

6. 评价梅毒的流行规模和疾病负担

通过梅毒疫情的监测，可以评价梅毒的发病水平和人群规模，从而评价梅毒的疾病负担。

二、梅毒疫情监测的结构与组成

梅毒疫情监测系统，是一个由各级卫生行政部门，各级性病控制机构以及医疗机构组成的完整的监测系统，包括以下几个方面。

1. 卫生行政部门

各级卫生行政部门，主要职责是组织领导和协调各级机构，制定相关的梅毒控制规划，提供政策和资金支持，为梅毒疫情监测的全面运转提供相应的保障。

2. 性病控制机构

主要根据卫生行政部门的相关计划，对梅毒疫情进行监测，并实施和管理，收集相关的数据和信息，进行及时的汇总、分析、并及时反馈，定期进行疫情督导等。

3. 医疗机构

主要对梅毒病例进行信息的收集，标本的采集和记录，及时进行网络直报。根据需要配合性病控制部门做好相关的专题调查等工作。

第三节　梅毒监测方法和主要测量指标

一、方法

（一）疫情监测各种方法的定义

根据监测的目的，可以将疫情监测方法分为以下几种。

1. 病例报告

病例报告的监测，实际上是发病率监测，对梅毒全年的发病病例数进行收集。

2. 患病率监测

患病率监测是指在某个时间点，对人群的梅毒病例数进行调查，收集资料。在实际过程中，一般在某一段时间，固定的地点对人群的连续性调查，又可以称为哨点监测，属于横断面调查。

3. 行为监测

这是指应用行为学和社会学等方面的知识对梅毒的危险因素进行资料收集，用来评价流行的影响因素。

4. 专题调查

这是指根据梅毒流行的情况，按照需求，对某个地区某类人群开展专门的梅毒调查。

5. 相关资料收集

一般省里或者市里性病控制机构根据疫情管理工作的需要，按照一定的方案，对梅毒的资料进行收集。

（二）选择疫情监测方法

每种疫情监测方法都有其特点和适用范围、优点和缺点，在实际开展工作的过程中，根据现实工作的需要，选择合理的疫情监测方法。在进行常规疫情监测时，一般选择病例报告的方式，进行梅毒疫情资料的收集，这个是目前使用最广泛最普遍的监测方法。如果需要获得病人的社会学方面的知识，可以通过行为监测的方法来收集，这样可以监测行为学和社会学对梅毒流行的影响。根据需要，如果某一个地方的疫情出现突然的上升或下降，我们需要开展专题调查，可以更加仔细的了解疫情的变化，找出其中的原因，解决出现的问题。如果根据方案的要求，进行数据方面的收集时，我们就选用资料收集的方法，进行对疫情的收集分析，了解疫情的变化。

二、主要测量指标及工具

（一）主要测量指标

梅毒疫情监测的主要测量指标有梅毒的发病率和患病率。

1. 发病率

这是指在一定的时期内，监测人群中从无梅毒感染，到发展成为梅毒感染的人群，占监测人群的比例。比如，2012 年开始，某地区全人群中无梅毒感染病例，到 2012 年底，人群中有 0.15% 的人患有梅毒（为新发病例），得出结论，该地区 2012 年全人群梅毒的发病率为 150/10 万。

发病率是反映特定时期内，梅毒病例的新发病例情况，可以反映该地区梅毒防治措施的评价指标，不过要做两次调查，一次在开始监测的前期，确定未感染的人数，一次在监测结束后，确定感染的人数，然后进行计算。梅毒发病率的准确性受疾病报告、登记制度以及诊断正确性的影响。

2. 患病率

这是指在某个特定的时间点，对一定的人群进行梅毒的筛查，计算感染梅毒人数所占的比例。例如，在 2012 年 11 ~ 12 月，某地区对低档场所的女性性工作者进行梅毒的筛查，结果该人群的梅毒患病率为 15%。意思是指，在调查的人群中有 15% 的女性患有梅毒，包括了新发梅毒和已经患有梅毒的人数，但是调查前治愈的梅毒病例除外（患过梅毒后，梅毒特异性抗体终身阳性）。

患病率是某个特定的时间点完成，理论上没有时间跨度，但是实际调查中，可能要几周或者几个月才能完成。患病率反映了人群中新、旧病例的总和，可以确定人群的感染数量，为医疗设施规划、医疗投入等提供依据。

（二）测量工具

在梅毒监测中，使用的测量工具包括定量和定性测量工具。

1. 定量测量工具

用于测量梅毒监测的工具包括传染病报告卡、调查问卷和各种报表等，在定量测量工具中，用于测量人群的具体指标为年龄、性别、出生地、民族、职业、发病日期、诊断日期等。

2. 定性测量工具

定性测量一般比较宽泛，用于发现和探索问题，采用访谈等形式进行，一般要求调查员具有良好的沟通技巧和对问题的分析处理能力。

三、梅毒监测应遵循的伦理学原则

（一）不伤害原则

不伤害原则指在监测调查过程中不使病人的身心受到损伤，最大限度地保护调查对象，这是医务工作者应遵循的基本原则。

（二）尊重原则

尊重每一位调查对象，对在调查过程中发现的梅毒患者要积极劝导患者做出就医的最佳选择，当患者（或家属）的自主选择与他人或社会的利益发生冲突时，医生既要履行对他人、社会的责任，也要使患者的损失降低到最低限度。对于缺乏或丧失选择能力的患者，如婴幼儿和儿童患者、严重精神病和严重智力低下等患者，其自主选择权由家属或监护人代理。与调查对象之间建立充分的信任关系，以便在以后的随访和干预工作中得到便利。

（三）有利原则

有利原则是指医务人员的调查行为以保护病人的利益、促进病人健康、增进其幸福为目的。在梅毒调查中要为调查对象提供性病、艾滋病预防知识，对他们关心的问题给予充分和积极的回答，减少性病、艾滋病在人群中的传播风险。对发现的患者要提供支持、关怀或治疗服务，或转介到相关机构等。

（四）知情同意原则

这也称知情承诺原则。在调查过程中，调查人员应保证提供信息的真实性、准确性和充分性，特别是调查人员应该向被调查对象真实、详细地说明调查信息，包括调查的目的、方法、内容、益处、可能的风险等。在调查对象口头或书面同意后才能进行调查。知情同意可以由调查对象签名认可，也可以调查对象在有目证的情况下口头同意，由目证者签名。

（五）自愿原则

调查对象自愿参加调查，任何情况下均不能强迫或诱导他们参加调查。在调查的任何阶段调查对象都可以选择离开或者退出，他们可以拒绝回答问题等。同时，他们是否同意调查不影响他们接受其他相关的医疗服务。

（六）保密原则

任何情况下都要保护调查对象的资料和隐私。具体包括：保密的场所，调查是在一个安全保密的环境下开展的，除调查人员外，任何人均不能在调查现场；信息的保密，所有调查的信息都是保密的，这包括任何调查记录和调查对象的相关信息；资料的保密，调查中收集的所有资料应由专人进行保管，任何无关人员均不得查看；调查结果的保密，在调查中的检查结果应以保密的方式告知被调查者，不得泄露给任何第三方，对于电话告知结果的，应在核实相关人员信息后才可以告知。

第四节　梅毒患病率监测调查

一、概述

梅毒病例报告的发病率数据存在许多不足，如受医疗机构医务人员诊疗水平、实验室检查方法和设备、患者求医行为、疫情报告管理和病例审核管理等的影响，导致数据的真实性和准确性不足。而患病率调查则可以弥补这些不足。

梅毒患病率调查是指在固定地区、固定时间内连续、系统地收集人群梅毒患病或感染数据，观察其变化趋势，调查与分析其影响因素，为干预和疾病负担评估提供依据。可见，梅毒患病率监测调查其实质就是重复的横断面调查。梅毒患病率监测调查是评估特定人群中梅毒患病率大小，并制定有针对性的性病、艾滋病预防控制措施的重要手段。同时，患病率监测调查还可以评估梅毒患病率变化趋势和疾病负担，为制定合理的卫生资源分配提供依据。

梅毒患病率检测调查内容一般包括人口与社会学、梅毒防治知识、求医行为、既往患性病情况、目前性病感染状况等相关信息。一般使用调查问卷和实验室检查记录来收集上述信息。梅毒患病率调查可以收集比病例报告更多的患者信息，信息比病例报告真实可靠，并且可以评价梅毒的疾病负担；但该监测调查需要较高的费用、科学的设计和良好的实验室检测条件为支撑。因此，在资源有限和不具备实验室检测条件的地区无法开展梅毒患病率监测调查。

二、抽样方法和样本量

（一）调查对象的确定

调查对象的确定要根据调查目的和当地性病流行水平确定。若当地性病发病率低，则调查对象应主要集中于高危人群，如男男同性性行为人群、暗娼、性病门诊求诊者等。若性病发病率处于中等水平，则调查对象除高危人群外，还应调查其他脆弱人群，如长途汽车运输司乘人员、计生门诊就诊者等。若性病发病率很高，则调查对象应包括高危人群、脆弱人群和普通人群，如婚前检查、孕产妇等。由于危险行为可使高危人群的性病发病率增高，所以，任何国家和地区都必须对这些人群的性病患病率进行评估。

（二）抽样方法和样本量

调查需要获得足够的样本量，以便能合理估计所调查人群的性病感染率。抽样方法可分为概率抽样方法和非概率抽样方法两类。样本量的估计，应包含的参数有本地区调查地区的性病感染率、可信区间、把握度和精确度。一般可信区间取 95%，把握度取 80%。

1. 概率抽样法（probability sampling）

总体中每个个体被抽中的几率是已知且不为零的，可以计算抽样误差并在此基础上作统计推断，主要包括简单随机抽样、系统抽样、整群抽样和分层抽样。

（1）简单随机抽样（simple random sampling）：就是在总体样本中以完全随机的方法抽出一部分观察单位组成样本，简单的办法是先对总体中全部观察单位编号，然后用抽签、随机数字表或计算机产生的随机数字的方法从中抽取一部分观察单位组成样本。但在总体例数较多时，该方法不适用。简单随机抽样法是其他概率抽样法的基础。

（2）系统抽样（systematic sampling）：又称为机械抽样或等距抽样，先将总体的观察单位按某一顺序分成 n 个部分，再从第一部分随机抽取 m 号观察单位，每次用相等间隔，从每一部分抽取一个观察单位。系统抽样往往作为简单随机抽样的替代来使用。

（3）整群抽样（cluster sampling）：先将总样本按照某种与主要研究指标无关的特征划分为 n 个群，每个群包含若干观察单位，然后再随机抽取 m 个群，由抽取的各个群的全部观察单位组成样本。整群抽样法分为单层整群抽样和多层整群抽样，群的变异越小，群越多，抽样误差就越小。一般来说，在样本量一定的情况下，增加群，减少每个群的样本数能提高总样本的代表性。

（4）分层抽样（stratified sampling）：先按照对研究指标影响较大的某个特征将总体样本分为若干类别（即"层"），再从每个层内抽取观察单位，然后合起来组成样本。该方法的优点为：在相同样本量的情况下，抽样误差最小；不同层的抽样可以根据情况选择不同的抽样方法。

2. 非概率抽样（non-probability sampling）

该类方法虽然对总体的代表性差，在此基础上作统计推断也不科学，但在很多情况下也是适用的。非概率抽样包括方便抽样、配额抽样、目的抽样和滚雪球抽样等。

（1）方便抽样（convenience sampling）：方便获得的个体即为样本，样本中每个个体的获得是偶然的。虽然样本不能代表总体，不能在此基础上作统计推断，但可以用于研究初始阶段，了解相关信息，发现值得研究的问题，为下一步提出假设准备信息。

（2）配额抽样（quota sampling）：配额抽样为保证样本的代表

性，其样本中具有某种特征的比例几乎和总体中具有此特征的比例相等。与分层抽样的区别在于，分层抽样是按照随机原则由层内抽样，而配额抽样则是由调查人员在配额内主观判断选定样本。

（3）目的抽样（purposive sampling）：在总体样本量很小时，随机抽样并不一定能抽到具有代表性的样本，这样则可根据自己的专业知识或通过专家论证选出最具代表性的样本。

（4）滚雪球抽样（snowball sampling）：通过总体中的一个个体提供的线索找到其他的几个个体，再通过其他几个个体提供的线索找到更多的个体。该方法适用于难以寻找和获得的对象，其抽样的代表性也局限于被调查者提供的社会网络。

3. 样本量

为保证研究结论的可靠性，确定的实验研究或调查所需要的最低观察对象的数量。样本量少，则研究结论不可靠；样本量过多，造成人财物的不必要浪费，还可能引入不必要的混杂因素。样本量可根据调查设计方案和实际调查需要来确定。

三、现场调查工作

梅毒患病率调查对调查对象的选择，标本采集处理，实验室检测，数据管理等的要求要比病例报告复杂得多，因此，在调查的前后要周密安排，精心准备。在调查前要做好充分准备，制定标准工作程序，明确人员职责与分工，合理安排时间。

（一）调查工作步骤

患病率调查工作的步骤为：抽样选取调查场所，招募调查对象，确定调查对象纳入标准，知情同意，调查问卷编号，填写调查问卷（问卷访谈），体检，采集样本，现场检测。

（二）调查的组织实施

调查的组织实施，一般应包括：成立调查队伍并明确职责分工，对参与调查人员开展培训，调查现场的协调并召开协调会议，外展工作的社区动员，预调查工作，预调查结果的分析和利用，正式调查工作。

四、实验室检测

实验室检测的流程一般为：标本的处理和保存，标本运送，性病实验室检测，结果反馈，实验室检测原始资料的保存和归档，检测结果的分析和利用。标本的编号要与调查问卷的编号一致，并且在采集后尽快分离血浆或血清，并避免溶血；在一周内检测的标本，可以保存于 2 ～ 8℃ 中，否则应保存于 -20℃ 中。在运送中应避免标本解冻而出现反复冻融。实验室检测应根据本书"梅毒实验室检测"一章选择检测策略。

五、监测数据分析

患病率监测数据经录入、比较和修改错误后形成数据库。数据可以使用 SPSS、SAS 和其他数据分析软件进行分析。资料分析方法包括特征的描述，如人口学特征、性行为和性病临床表现特征；频率的测量和可信区间，如对定性变量计算比例或率，定量变量计算均数、中位数和标准差等；需要计算 95% 的可信区间；关联的测量及假设检验，包括单因素分析，多因素分析等。

第五节　专题调查

一、概念

（一）概念

专题调查是指为了达到某一特殊目的，或解决某一问题，或完成某一特别任务，而专门设计开展的现场调查。专题调查不是一项常规工作，是为了评估某一特定人群患病率、人群的危险行为等情况而开展的一项调查。仅开展一次而没有系统连续开展的可视为专题调查。

（二）优缺点评价

1. 优点

专题调查有下列优点：

（1）灵活性和针对性：专题调查可以根据所调查的问题、需要和目的随时进行，调查地点、调查人群与调查时间均可随时决定，具有很大的灵活性和针对性。

（2）资料准确可靠：专题调查是针对某一特定问题展开，并进行了专门设计，由专门的人员收集资料和现场调查，所以调查更为深入，收集的资料较为准确可靠，并可收集更多更翔实的信息。

（3）常规监测的补充：常规监测是连续收集资料，但收集的资料非常有限，对特定的疾病患病率或高危行为影响因素等缺乏翔实可靠的资料，而专题调查则可以根据需要弥补常规监测所无法得到的资料。

2. 缺点

专题调查也存在很多不足，主要表现在：

（1）花费大：开展专题调查要有专门的经费，优势需要较多的经费支持，没有经费的保障将无法开展专题调查。

（2）调查结果的代表性：因为专题调查是在某一特定时间、地点对某一特定人群开展的调查，对于调查地区的人群来说又有很强的代表性和真实性，但对其他地区和人群来说未必具有很高的代表性。

（3）方案设计和组织实施的要求高：大型的专题调查，由于调查涉及面广、复杂，所以设计方案需要经过反复论证才可以实施；在实施时需要被调查地区和调查对象的密切配合，对参与调查的工作人员需要进行专门的培训，组织实施的难度较大。

二、设计和组织实施

专题调查的设计和组织实施，原则上可以分为三个阶段：专题调查的准备阶段、专题调查的调查阶段、专题调查的资料整理分析阶段。

(一) 专题调查的准备阶段

专题调查的准备阶段主要工作包括：确定专题调查题目、明确专题调查目的；设计专题调查方案；确定专题调查内容；确定专题调查对象和选取调查单位；确定专题调查的调查方式和方法；设计专题调查表或专题调查问卷；确定调查资料的调查时间和专题调查期限等。

1. 确定专题调查题目、明确专题调查目的

确定专题调查题目，明确专题调查目的是组织实施专题调查的首要问题。只有确定了专题调查题目，明确了专题调查目的，才能确定专题调查的范围、内容和方法，才能开始展开具体的专题调查组织实施工作。

在确定专题调查题目时，必须考虑需要与可行。通常，专题调查题目的来源有以下三种情况：

一是由组织实施专题调查的单位自行确定。对此，一般应根据制定性病防治政策需要的难点问题，如某一地区梅毒疫情上升，但淋病患病率下降较快等问题。

二是由上级单位指定交办。即由上级单位根据需要指定专题调查题目后，交有关单位组织实施。

三是由委托单位提出。

2. 设计专题调查方案

确定了专题调查题目，明确了专题调查目的之后，就开始进行专题调查方案的设计工作了。专题调查方案是组织实施专题调查的依据，其主要内容一般包括：调查目的、调查对象、调查内容、调查方式和调查方法、调查时间和调查期限、调查资料整理和分析、调查的组织实施、工作计划和组织形式，以及必要的附件等。通常，附件的主要内容是专题调查表或专题调查问卷及必要的指标解释等。

3. 确定专题调查内容

确定专题调查内容的原则是：在需要与可行的前提下，调查内容要满足调查目的。

4. 确定专题调查对象和选取调查单位

确定专题调查对象和选取调查单位，是解决向谁调查和由谁来具体提供调查资料的问题。

5. 确定专题调查的调查方式和方法

专题调查的调查方式和方法的科学与否，在一定意义上也将决定专题调查的成败。因而，必须根据专题调查内容、专题调查对象等，科学地确定和选取具体的专题调查方式和方法，调查方法需经反复论证。

6. 设计专题调查表或专题调查问卷

对此，首先要根据专题调查具体内容等确定专题调查是以调查表的形式，还是以调查问卷的形式，还是以其他形式。其次，根据上述确定的具体调查形式，设计专题调查表、或专题调查问卷、或专题调查提纲。

7. 确定调查资料的调查时间和专题调查期限

（1）确定调查资料的调查时间

调查资料的调查时间是指调查资料所属的时间，具体有时点和时期之分。如果所要调查的是时期现象，就要明确规定所要调查的资料从何时起到何时止的资料；如果所要调查的是时点现象，就要明确规定统一的标准调查时点。

（2）规定专题调查期限

调查期限就是规定专题调查工作的开始时间和结束时间。一般是指从专题调查方案设计开始到提交专题调查报告的整个工作时间。在规定调查期限时，也应同时规定专题调查各个阶段的起始时间。

（二）专题调查的调查阶段

专题调查的调查阶段，是在专题调查准备阶段完成之后，开始对各调查单位进行具体调查的这一阶段，其主要内容就是采集专题调查数据。专题调查数据质量的好坏，关系到专题调查的成败。因此，对此阶段的工作必须过细，应尽可能多地进行现场调查和具体指导，以保证数据的可靠。

（三）专题调查的资料整理分析阶段

此阶段是做出并提供专题调查的最终成果阶段。这一阶段的工作主要目的为：

一是将专题调查取得的大量原始资料进行加工整理，使之系统化、条理化，以总结、分析、研究其患病率和高危行为因素等；

二是对专题调查资料进行分析利用；

三是撰写专题调查分析研究报告并提供给卫生行政部门，为制定相关的性病防治政策服务。

第六节　梅毒监测报告的撰写

一、疫情监测报告的撰写

（一）疫情报告的组成和撰写格式

1. 梅毒疫情报告的组成

梅毒疫情报告一般分为三部分：疫情概括、疫情特征、分析和建议。其中疫情特征包括时间分布、地区分布和人群分布三个部分。

2. 梅毒疫情报告的撰写格式

根据疫情报告的组成，梅毒疫情报告的格式首先应讲述本地区梅毒疫情概括，然后详细分析本地区梅毒疫情特征，包括时间分布、地区分布和人群分布，即"三间分布"。最后就是梅毒疫情的分析与建议，对疫情分析的数据开展深入分析和挖掘，为解决相关问题提出适当的建议和意见，为卫生行政部门制定有效的控制措施提供依据。

在进行疫情报告分析时，涉及数据统计表、统计图等，一般建议放在报告的后面，但注意文中所涉及的图标序号要和实际图标序号一致。

（二）疫情报告的撰写方法

1. 疫情概况

疫情的概况主要写梅毒的病例报告数，与上年同期进行比较，比较增减情况；在进行半年度和年度疫情概括时候，还要进行梅毒报告发病率计算及变化情况。

2. 疫情特征

（1）时间分布：描述梅毒的发病随时间变化的趋势，绘制发病曲线或图表。梅毒分一期、二期、三期、胎传和隐性梅毒，应该分别描绘每个时间的曲线，一期和二期梅毒反映了梅毒的新发感染情况和趋势，而隐性梅毒一般不用来判断梅毒的发病趋势。

（2）地区分布：描述本辖区各地区梅毒发病的数量，并分析本地区梅毒病例数较集中的区域，分析各个地区的梅毒疫情的增长或下降情况。

（3）人群分布：描述梅毒病例的性别、年龄、职业等特征，包括按照性别报告的梅毒病例数及变化情况，男女性别比；按年龄组报告的病例数和变化情况，以及各个年龄段的构成比；按职业报告的病例数及变化情况，各个职业的构成比等。

3. 分析与建议

根据对梅毒疫情的分析，对疫情变化的部分进行合理的解释，分析出其中的原因，并对下一步性病的工作和计划作出建议，为卫生行政部门制定有效的控制措施提供依据。

（三）疫情报告撰写的注意要点

梅毒疫情报告撰写的过程中，首先在进行数据统计时，要跟省级和国家级的统计口径相一致，保证数据的一致性；其次，每个疫情报告包括的三个主体部分要明确，疫情分析中的三间分布要全面；再次，在进行疫情描述的时候，如果需要图表来更加形象地说明问题时，图表统一放到报告的后面，文字中用序号进行一一对应，便于查找。

二、患病率监测报告的撰写

（一）报告的组成和结构

梅毒患病率报告的组成一般包括以下几个方面：背景、目的、方法、结果、讨论、结论和建议等部分，如果需要将报告印成单行本，则应该包括以下部分：题目和封面，摘要，致谢，目录，表格和图（根据需要），缩略语（根据需要）和报告正文，正文一般应包含背景、目的、方法、结果、讨论、结论和建议、参考文献和附录。

（二）报告的撰写方法

1. 报告的整体要求

报告主题应该简单明了，突出重点；语言简洁，段落之间有逻辑连贯性，有条不紊；整个报告的结构清楚，层次分明；数据表达要精确，有理有据。

2. 各部分的撰写方法

（1）封面：必须包括题目、调查者的姓名、调查者的信息、单位名称和报告的日期；题目应该概括调查的主要内容，语句简洁明了。

（2）摘要：包括调查的目的，调查的方法，调查的地点、开展此项调查得出了什么结论，产生了什么样的结果，并提出意见和建议。摘要是整个调查的内容的缩影，是阅读者最先映入眼帘的部分，特别是当地卫生行政部门的领导，由于时间比较紧张，可能摘要是他们唯一看的部分，所以在写摘要的时候，应该全面、简洁、突出重点，并经过调查人员的仔细讨论后产生。

（3）致谢：在报告的过程中，对给予帮助和支持的人表示感谢。感谢的人员一般放在报告后，参考文献前面。

（4）报告正文

①目录：一个报告的目录很重要，记录了各个部分的主要内容和页码，主要方便阅读者快速地找到自己想要阅读的部分。

②背景：一个报告的背景一般基于调查前的了解，包括相关的背景资料及研究的方向，一般要求背景内容简单、时效新。

③目的：调查报告的目的是核心内容，指导开展相关的调查工作，一切活动都是围绕调查目的进行的，调查目的应该与调查方案相一致。

④调查方法：在进行患病率调查的时候，调查方法主要包括调查的设计方案、调查的人群、怎样抽样、抽样的大小、对数据资料的收集方式以及分析数据的方法等。

⑤结果：调查的结果是整个调查的重点部分，反映了调查的主要产出内容，一般调查结果比较多，可以分不同的部分进行阐述，在叙述的时候，结构分明，重点突出，描述精确。

⑥讨论：根据调查的结果，对数据所产生的结论进行讨论，并进行详细的解释，得出相关的结论和建议。每个部分都要尽可能讨论，然后对讨论的结果进行总结，再综合讨论，最后得出满意的结果。

⑦结论和建议：讨论结束后，都会得出相应的结论和建议，结论一般比较简短，都是根据讨论的结果而产生的，保持和讨论结果的一致性显得很有必要；在提建议的时候，也应该按照得出的结果和讨论的意见产生，建议必须符合实际情况，不能盲目夸大，力所不及，做到可行性与实用性相统一。

⑧参考文献和附录：参考文献按照序号列出；附录的内容一般为附加的材料，便于专业人员的理解和阅读分析。

第七节　梅毒疫情监测的数据利用

一、疫情监测资料的分析

（一）病例报告资料分析的指标

梅毒病例报告资料的分析指标包括发病率、增长率、性别比、构成比等。发病率指标可细分为总发病率、梅毒分期发病率、性别发病率、年龄发病率、职业发病率等。报告增长率可包括年增长率、较同期增长率、较上期增长率等，发病率和增长率的计算方法如下：

1. 梅毒发病率（/10万）

梅毒的报告发病总例数／当地平均人口数×10万，当地人口数＝（年初人口数＋年末人口数）/2

2. 梅毒分期发病率（/10万）

各期梅毒报告的病例数／当地平均人口数×10万，当地人口数＝（年初人口数＋年末人口数）/2

3. 梅毒性别发病率

（1）男性梅毒发病率（/10万）：梅毒男性报告病例数／当地男性平均人口数×10万，当地男性人口数＝（年初男性人口数＋年末男性人口数）/2

（2）女性梅毒发病率（/10万）：梅毒女性报告病例数／当地女性平均人口数×10万，当地女性人口数＝（年初女性人口数＋年末女性人口数）/2

4. 年龄发病率（/10万）

梅毒某年龄组报告的病例数／当地该年龄组平均人口数×10万，当地某年龄组人口数＝（年初该年龄组人口数＋年末该年龄组人口数）/2

5. 梅毒报告发病率增长率

（本年梅毒报告病例数－上年梅毒报告病例数）／上年梅毒报告病例数×100%

6. 与上年同期比较

梅毒报告病例数的增长率＝（本期梅毒报告病例数－上年同期梅毒报告病例数）／上年同期梅毒报告病例数×100%

7. 与本年上期比较

梅毒报告病例数的增长率＝（本期梅毒报告病例数－本年上期梅毒报告病例数）／本年上期梅毒报告病例数×100%

（二）资料分析的内容

资料分析的基础数据主要来自中国疾病预防控制机构信息系统，少部分来自于卫生机构的信息报表。一般资料分析的内容有以下几个部分。

1. 梅毒的流行趋势和预测

一般在进行梅毒流行趋势分析时候，我们对本季度和本年度的梅毒增长情况做个概述，在做本季度疫情分析时，除了比较本季度与本年上季度的梅毒报告病例数增减情况，还要比较本季度与去年同期的梅毒报告病例数的增减情况，在进行年度疫情分析时候，主要分析本年度梅毒报告病例数与去年梅毒报告病例数的增减情况，同时可以分析最近 5 年的梅毒增长或减少的趋势。我们在做季度疫情分析或者年度疫情分析后，可以利用最近几个季度或者几年的数据，对下一季度或者年度的疫情做个趋势的预测，提前做好预测预警工作。

2. 人群的分布

人群的分布包括性别、年龄和职业的分布。

（1）性别分布：在进行季度和年度疫情分析时候，首先分析梅毒报告病例的男女性别比例，然后分性别分析与上期季度报告病例数的增减情况。

（2）年龄分布：在分析季度和年度疫情时候，需要分析不同年龄组梅毒报告病例数的构成情况，与去年同期的报告病例数相比的增减情况。在进行年龄分组分析时候，要关注儿童梅毒病例数的报告情况，反映了胎传梅毒的发病情况。

（3）职业分布：在分析季度和年度疫情的时候，按照不同的职业分析梅毒报告病例数的构成情况，与去年同期进行比较，查看病例数的增减情况。

3. 地区分布

在进行梅毒疫情的季度分析时候，需要分析不同地方的梅毒病例报告数与上年同期比较的增减情况，与本年上期比较的增减情况；年度分析时候，需要分析不同地方梅毒报告病例与去年的增减情况，各地区年度的梅毒发病率的情况。对报告病例数前 5 位的地区进行统计分析，占该地区的报告病例数的百分比，同时计算报告发病率前 5 位的地区，用来确定高发地区。

4. 病例报告的准确性分类

梅毒的病例报告只有实验室病例和疑似病例之分，进行资料分析，可以统计出各种分类的病例数和所占的百分比。

（三）资料分析常见的错误和注意事项

1. 发病率的错误概念

计算发病率时候，必须用新发生的病例数，如果报告不是新发生的病例，而是新诊断的或者新发现的病例，都不适合计算发病率，比如隐性梅毒，就不一定是新发病例，有可能是去年或者几年前的病例，只是在本年被诊断或者发现的既往感染的病例。梅毒的报告病例中，一期梅毒、二期梅毒、三期梅毒和胎传梅毒都可以用报告病例来计算发病率，但是在报告中，要剔除重复报告的病例。能不能计算发病率，就看能不能确定疾病的感染日期，如果能确定疾病的发病日期或者感染日期，就能计算发病率，否则，不适合计算发病率。

2. 在计算发病率时候，分子必须从分母中产生

例如，在分别计算男女发病率的时候，分母直接用当地的人口数，没有分性别进行统计；在计算胎传梅毒时候，也是直接用当地的平均人口数作为分母，而不是有可能患胎传梅毒的暴露人口数。这些都是错误的。

3. 在进行地区之间的梅毒发病率比较时候，必须标化

由于每个地方的人口结构不同，医疗水平之间也有差异，对不同地区的报告发病率进行比较时，必须标化。每个地方的人口的差异，以及当地卫生行政部门对性病的重视程度，很大程度影响了报告的质量和数量，没有进行标化，比较没有意义。

二、梅毒疫情监测资料的利用

（一）监测资料利用的意义

梅毒疫情资料的有效利用有其重要的意义。首先，正确的使用梅毒疫情资料提供的信息，可以为决策者提供相关的数据支持，积极采取相应的措施，有效地控制疫情的发展；其次，对监测资料的

利用，可以用来评价疾病预防控制中心目前工作方式是否合理，找出工作中存在的漏洞，同时找出解决问题的关键点；再次，梅毒疫情资料的合理分析利用，可以为相关的调查研究提供依据，决定调查的地点，采取合适的调查方法。

（二）监测资料有效利用的相关条件

监测资料能否得到有效的利用，利用的价值如何，受到多方面因素的影响，一般如下：

1. 监测资料的质量

监测资料的数据质量是决定监测资料是否得到有效利用的关键因素，好的监测资料，应该组织科学的方式，每个环节都需要质量保证措施，收集的数据真实可靠，数据能反映代表人群的特点等；在对数据分析的时候，要找到合适的统计方法，对数据做出合理的解释。如果数据的质量有缺陷，或者不完整，会影响数据的质量，误导决策者的施政策略。

2. 监测数据的时效性

监测数据反映的是一段时间内的疫情的变化情况，是个动态的变化的过程，具有时效性，在进行数据利用时候，应该尽早地进行分析和总结，否则，过了有效期，数据就失去了利用的价值，不能为决策提供依据。

3. 分析监测数据的人员

人员对监测资料的了解情况，对分析方法的掌握情况，是影响监测资料有效利用的关键因素，只有把监测数据分析表达清楚，易于解读，才能被决策者接受，才能更好地做出下一步的计划。

（三）监测资料利用的方法

1. 监测资料的上报和交流

梅毒疫情的监测资料收集汇总后应及时地向当地卫生行政部门进行上报，卫生行政部门根据需要向当地政府进行汇报，根据需要向社会进行公开发布，发布的范围和覆盖面尽可能广泛，覆盖到各个相关的领域。在进行监测资料的交流时，应该分月份、季度或者年度进行报告，列出梅毒的病例数、发病率，看看梅毒的发病趋势，同时进行地区分布的描述,尽量用图表表示,显得清晰明了。

2. 监测资料的反馈

我们在收集完梅毒监测资料后,进行及时的汇总和分析,应第一时间反馈到各个梅毒报告的专科医院,综合医院的皮肤性病科、泌尿科等科室,以及其他涉及梅毒报告的医院,让临床医生和实验室的相关人员知道资料的相关信息,更好地帮助他们及时纠正错误,为完整地报告好病例提供相关的支持工作,鼓励他们之前做的成绩,以为下一步病例报告的准确性做好准备,同时监测资料还应该及时发放到下级业务单位,让他们了解最近的疫情变化情况和梅毒工作进展,让他们查看自己本辖区内存在的问题,并及时和领导沟通,加强与医院的协作,提高梅毒的报告准确性和完整性,提高梅毒疫情的质量。

3. 媒体的发布

梅毒的疫情工作,根据社会和卫生行政部门的需要,向社会进行疫情的发布工作,疫情的发布可以有多种形式,可以通过简报等,也可以通过网络等媒体,进行媒体的发布,最终是为了通过这样的发布和介绍,让大家了解梅毒的危害和不良后果,以及梅毒的发病趋势,同时也是提高大家对梅毒的认识,保护好自己,洁身自好,进行全社会的动员工作。

第八节　梅毒疫情监测数据质量的保证

一、疫情监测数据质量的概述

(一)数据质量的概念

疫情监测数据质量是指为了保证梅毒疫情监测各个环节能够按照既定的标准和要求,而采取的一系列的措施和保障,以达到高质量的疫情监测数据。在每个环节都实行质量控制。

为了保证疫情数据质量,需要建议梅毒疫情质量管理体系。要制定梅毒的质量方针、目标以及质量策划、质量控制、质量保证和质量改进等活动。建立质量管理体系，需要组建质量管理机构，明确领导职责，保证质量体系的有效落实。只有建立了完整的梅毒质量管理体系，才能保证梅毒疫情数据的真实可信，才能为下一步防治策略提供有效的信息。

（二）数据质量相关的指标

评价数据质量的指标有真实性、及时性和完整性。

1. 真实性

监测数据的真实性，是指监测得到的结果与监测对象真实情况的吻合度，也可以称为准确性，也就是在收集数据、整理数据和分析数据得出结论与客观实际的符合程度。如果监测的结果和实际存在的监测数据存在出入的地方，这就是监测的误差。误差有随机误差和系统误差，真实性反映的是两个误差综合大小的程度。如果一个资料的误差大，所产生的偏移就大，资料的真实性就不好，反之，一个资料的误差小，产生的偏移就小，资料的真实性就好。在进行梅毒病例报告时，如果真实性比较差，漏报率比较高，就不能很好地反映该地区的梅毒实际病例数，不能准确地计算出该地区的梅毒实际发病率，对下一步采取的措施产生错误的指向。

2. 及时性

监测数据的及时性，是指监测数据应该在规定的时间和效期内进行上报，只有及时有效的数据，才能体现它的价值，否则就失去了时效的意义。监测数据的及时性，还指在数据收集的过程中，对数据进行及时的发现问题，及时报告和及时的处理，并进行及时的指导和改正。否则，过了有效期，造成了无法挽回的损失，产生监测数据的不可逆的影响，数据质量出现下降的现象。

3. 完整性

监测数据的完整性，是指在监测过程中，所收集的资料是否都完全的收集好。例如，在填写梅毒病例报告卡的时候，是否必填项都填写完整，有无缺项、漏项。监测数据的完整性越高，反映的信息越全，越能更好地分析资料的每个方面的影响因素。监测数据的完整性，取决于单位的报告制度的规范建立，工作人员的工作，以及良好的数据审核制度等。

（三）质量保证措施

梅毒疫情的监测数据，一般体现在病例报告、专题的调查、患病率的监测等方面，在进行每一个监测工作时，为了保证数据质量，每个环节都要进行相关的措施，确保得到的数据的真实、及时和可靠。质量保证措施可以从以下几个方面进行：

1. 制定梅毒质量保证的规章，建立质量保证体系

一个完整有效的质量保证，首选应该制定质量保证的规章，成立质量保证的工作体系。通过制定规章制度来约束和规范每个工作人员在参与活动中的行为，确保按照标准的操作标准来工作，对按照规章制度严格执行的工作人员进行奖励，否则进行处罚，确保规章制度的有效落实。在质量保证体系的人员选择中，应该选取有工作经验，在质量认证中由权威的人员组成，定期地组织开展培训，保证质量体系的有效落实，并及时和国内国际的质量保证体系保持一致，确保质量体系的时效性。规章制度的落实，由质量保证体系的工作人员执行。

2. 制定操作的标准

在进行梅毒监测的各项活动中，每个活动应该有其标准的操作流程，每个活动的每个环节，有标准的操作流程，把复杂的活动分解成简单的活动，这样才能确保工作人员在实际的操作过程中，能够简单无误地完成每个环节，保证数据的质量。

3. 制定标准的操作流程

在开展梅毒的监测工作时，每一项活动都应该按照标准的工作流程来执行。在制定标准的操作流程时，需要将每个活动分解成不同的步骤，每个步骤按照时间、空间顺序进行分解，从而形成标准的操作流程。这样在实际工作过程中，每个人的分工明确，按照标准的操作流程进行，不仅可以提高工作的质量，也可以提高工作的效率，减少工作的错误发生。例如，梅毒的病例报告的工作流程：病人就诊—医生诊断或者转介—医生填写《传染病报告卡》—防保科医生收卡—防保科医生检查保卡并进行网络直报—疾控机构信息

员进行网络的审核——性病疫情人员进行现场核查与漏报调查，根据上述病例报告整个工作流程，需要制定每一项活动的详细流程。其中最主要的就是医生填写保卡这一环节，因为来自不同的科室，接触不同的病人，在制定操作流程中，根据每个科室的特点制定不同的梅毒诊断和报告的操作流程。

4. 加强人员的培训

一个良好的质量保证体系的运作，最关键的是人才的培养。应该在监测开始时，对参与监测工作的人员开展培训，培训前后进行人员的能力测试，确保培训的效果，对培训合格的人员，颁发培训证书，不合格人员进行重新的培训上岗，培训需要定期的反复培训，一方面加强培训，防止遗忘，另一方面，更新最新的标准和要求。

5. 明确人员的责任和任务

梅毒的监测过程中，每一项的监测工作需要不同的专业人员来完成，如果其中一项的工作人员不称职或者不符合相关专业的要求，都会对数据的质量产生影响，所以，我们在监测过程中，要明确每个岗位的人员的基本要求和具备的能力，给他们明确的工作任务以及他们所要担负的责任。在制定人员的责任和任务的时候，尽量细化、明确，这样才能保证人员的最优化，才能保证数据质量的真实有效。

6. 加强数据质量的质量控制

梅毒疫情数据质量的控制，数据质量控制包括内质控和外质控，因为梅毒的疫情上报需要实验室的数据的支持，在进行梅毒实验室操作时，每次操作应该有阴性对照和阳性对照，绘制质量控制图，发现问题及时进行更改和修正，并查出原因。同时，为了进一步提高实验室数据的准确性，需要接受上级单位的质量控制，找出自身发现不了的问题，从而更好地提高数据的准确性，改进工作中存在的不足。

7. 加强内部核查和上级部门的督导与考核

每个工作人员完成自己的工作时，应该首先对完成的工作进行自我检查，确保符合标准，如果发现问题，应该及时的更正和修改，以达到要求；单位应该定期进行内部核查，确保落实到位，发现问题应及时更改问题，作出及时的处理。

当单位自身的检查无法达到要求时，需要上级部门组织相关的专业技术人员来进行督导，一般选取经验丰富、专业水平高和工作态度认真的人员组成，每次督导应该认真负责，确保客观真实。在进行考核时，应该制定符合实际的考核方案和详细的评分标准，定期的通报，确保考核的有效落实。

二、梅毒疫情监测数据质量的保证措施

（一）明确疫情人员的责任和义务

在梅毒病例报告中，疫情报告的数据质量跟工作人员的关系密切，工作人员涉及医院的各个科室的医生，防保科的人员，疾控中心的信息审核人员和性病管理人员。调查发现，目前基层的工作人员对自己在整个疫情报告系统中所担当的责任和义务还不明确，因此，必须明确相关人员的责任和义务。

梅毒的诊疗医生，是梅毒病例报告的第一关口，也是最重要的关口，他们是获取梅毒信息的直接联系人，决定了梅毒病例报告的准确性和真实性，梅毒诊疗医生的工作态度决定了梅毒数据质量的好坏；医院防保科人员，是梅毒诊疗医生和疾控中心的联系人员，同时也是审核病例的第一道关口，他们是梅毒病例报告工作顺利开展的重要一环；疾控中心的信息管理人员每天定时地对辖区内的梅毒病例进行及时的审核，对审核过程中的问题进行及时的反馈，和医院进行沟通；疾控中心的性病管理人员，负责数据质量的核查和管理以及相关政策的落实。

（二）制定标准的报告流程

在制定病例报告标准的流程时，应该按照要求，把每个工作流程和步骤进行分解，然后制定相应的标准，每个流程后面有详细的操作步骤，这样确保病例报告的准确无误。

梅毒的病例报告的工作流程：病人就诊—医生诊断或者转介—医生填写《传染病报告卡》—防保科医生收卡—防保科医生检查保卡并进行网络直报—疾控机构信息员进行网络的审核—性病疫情人

员进行现场核查与漏报调查。

根据上面的病例报告的流程，需要对每一个环节制定相应的操作流程。其中最关键也最复杂的是临床医生诊断过程，因为梅毒病人涉及的医疗科室比较多，包括皮肤性病科、泌尿科、妇科、产科、内科、外科、肛肠科等，有的科室可以直接报告，有的科室需要转诊，在转诊的过程中，需要建立转诊的机制和操作流程，确保转诊的成功率。根据不同的科室特点制定不同的梅毒诊断和报告标准，以及相关的操作流程。

（三）相关信息的现场核查

梅毒相关信息的现场核查，进行比较多的就是梅毒病例报告的现场核查。

1. 现场核查的组织和实施

在上级机构或者当地卫生行政部门的组织领导下，由疾控中心性病管理人员组成的督导核查组，对医疗机构的梅毒报告病例进行准确率核查。现场核查前，应对核查组人员进行培训，每个人掌握好梅毒的诊断和报告标准，统一核查的口径；现场核查时，因覆盖到接触到梅毒病例医疗机构的每个科室，皮肤性病科、妇科、泌尿科等重点科室，根据医院的报病数量，可以全部核查，或者进行抽样核查。

2. 现场核查内容

梅毒现场报告的准确率核查，统一使用国家下发的梅毒准确率核查的表格，核查包括病例诊断的准确性、分期的准确性、报告的完整性等。

3. 现场核查方法

登录中国疾病预防控制信息系统，下载选取医疗机构规定核查时期内的梅毒报告病例，建立 Excel 数据库，打印个案信息表，然后核查人员对医疗机构进行现场核查，查看门诊日志、实验室检查记录，个案信息表进行核对，根据掌握的梅毒诊断和报告的国家标准，判断是否准确，查看门诊日志，查看是首诊还是复诊病例，查看报告卡是否填写准确，完整，对照梅毒准确率核查表格进行每一项的核查。

4. 核查资料的分析

核查结束后，可以建立数据库，对资料进行录入和分析，计算以下几个指标：梅毒病例报告诊断的准确率比例、梅毒病例的分期准确性、梅毒病例的复诊报告比例、梅毒病例报告卡的准确率比例。

各个指标计算如下：

梅毒病例报告诊断的准确率的比例＝梅毒核查病例中其准确诊断的病例数／梅毒核查的病例数 ×100%

梅毒病例的分期准确性的比例＝核查病例中准确的分期病例数／梅毒核查的病例数 ×100%

梅毒病例的复诊报告比例＝核查病例中梅毒复诊报告的病例数／梅毒核查病例数 ×100%

梅毒病例报告卡的准确率比例＝核查病例中其报告卡填写准确的病例数／梅毒核查病例数 ×100%

（四）定期的漏报调查

1. 梅毒的漏报调查的概念

梅毒的漏报调查是指性病疫情管理人员对医疗机构、预防保健机构及其他相关机构的梅毒报告病例的漏报情况进行调查，统计漏报的病例数量，计算和分析漏报率，然后对梅毒的报告发病率进行校正。漏报调查工作是一个长期的常规工作，是评价梅毒疫情的重要方法，为梅毒的准确报告提供依据。

2. 梅毒漏报调查的目的

及时发现梅毒疫情管理中存在的问题，特别是薄弱环节的问题，加强对工作人员的培训，提高意识和责任心，提升疫情报告质量；对梅毒发病率进行校正，提高疫情的准确性。

3. 梅毒漏报调查的组织实施

梅毒病例的漏报调查需要在当地的卫生行政部门的领导和支持下，组织相关的人员，包括疾控中心人员，卫生监督人员等，对辖区内的医疗机构开展漏报调查工作，漏报调查工作可以结合平时的督导工作同时进行，县区疾控中心漏报调查要求每个季度进行一次，地市级疾控中心每半年开展一次。

4. 梅毒漏报调查的步骤

在开展梅毒漏报调查前，先要选取好医疗机构，对医疗机构的梅毒病例数进行整理。如果辖区内的医疗机构比较少，梅毒的病例数报告比较少，可以去辖区内的医疗机构进行普查；如果涉及的医疗机构和梅毒病例数比较众多，可以进行抽样调查，选取代表性比较好的机构，综合医院、专科医院和妇保医院都要入围。

在对具体某个医疗机构进行调查时，根据梅毒报告的数量，确定是对病例报告数进行普查还是抽样调查，如果病例数比较少，可以全部调查，如果病例数比较多，按照科室和月份，进行抽样调查。进行漏报调查时，负责调查的工作人员，到医疗机构的各个科室，例如皮肤性病科、泌尿科、妇产科、男性科、检验科，检查门诊日志、传染病报告卡、检验记录，然后登录疫情网络系统，和上报的梅毒病例进行核对，找出漏报的病例数，填好漏报调查表。

5. 梅毒漏报调查的分析

梅毒漏报调查结束后，对梅毒漏报调查表格进行整理和录入，计算梅毒调查总漏报率、各个医疗机构的漏报率、各个科室的漏报率，根据漏报调查的漏报率，校正梅毒报告发病率，相关指标计算如下：

梅毒的总漏报率 = 调查的梅毒漏报病例数／调查应该报告的梅毒病例数 ×100%

分医疗机构的梅毒漏报率 = 某医疗机构梅毒病例的漏报数／某医疗机构应该报告的梅毒病例数 ×100%

分科室的梅毒漏报率 = 某科室梅毒病例的漏报数／某科室应该报告的梅毒病例数 ×100%

校正后的梅毒发病率 = 原梅毒病例报告发病率／（1- 漏报率）

6. 梅毒漏报调查报告的撰写

梅毒漏报调查结束后，组织开展漏报调查的机构应该组织人员对漏报调查工作进行分析，撰写报告，并及时上报上级卫生行政部门和上级业务单位，同时反馈给被调查机构，一般不超过 2 周时间，被调查机构接到报告后，应该及时进行分析和整改，并写整改报告，发送到上级卫生行政部门和督导机构。

三、梅毒疫情监测数据质量中存在的常见问题

在进行梅毒疫情监测时，数据质量一般存在的问题如下：

1. 在有些医院，医生进行明确诊断梅毒后，由于时间等方面的原因，不能及时地填报传染病报告卡或者把报卡及时送到防保科医生手中，造成了梅毒的迟报。

2. 许多没有诊断资质的科室或者医院，在进行梅毒诊断的时候，不能及时的转诊，但是还是诊疗病人，造成病情的漏报。

3. 在进行梅毒的分期诊断的时候，许多医生没有根据具体的临床特征进行分期，只是根据实验室的结果，造成梅毒分期的不准确，特别是对一期梅毒和二期梅毒的诊断不准确。

4. 在平时的督导过程中，发现有些医院的传染病报告卡随意更改，说明还有些医生对传染病报告的标准掌握不够，对传染病报卡不够了解，应该后期对其加强培训。

第九节　梅毒监测的督导与评估

一、概述

（一）概念

督导是根据监测工作计划，对监测的全部过程和产出连续进行的监督管理，包括每项活动执行的进度、质量、数量、经费及管理方面的监督，并及时地发现和纠正工作计划与实际操作之间的偏差。

评估是对监测有效性的评价，并且分析具体活动的产出和影响，包括目标人群的行为改变，目标人群通过各项服务获得的其他效果，以及达到监测目标的可能性。

（二）督导与评估的主要特点

1. 以问题为中心，而不是以被督导单位或人为中心。

2. 发现问题，纠正偏差，解决问题，促进监测目标的实现。

3. 标准应具有科学性，且应让被督导者知晓。

4. 结果应及时反馈，对发现问题应予以指明。

5. 具有随时性和应对性，如在监测实施中出现问题，应需要立即进行现场督导。

（三）督导与评估的组织实施

梅毒监测的督导与评估一般由性病预防控制机构来组织实施，其实施步骤一般应包含以下主要内容。

1. 制定督导评估方案

在督导评估前要制定周密的实施方案和资料收集表格、现场检查清单等。督导评估方案应征求相关领域专家的意见并不断完善。

2. 成立督导评估专家组

专家组的专家应来自于不同领域，如流行病学、检验医学和临床诊治等，确保督导的科学性、公正性和客观性。

3. 召开督导组专家会议

确保每位参与督导的专家均能明白督导的内容、方法、流程和意义，并做到统一认识和理解。

4. 选择督导评估地区

根据督导目的选择被督导与评估地区，可通过随机抽样方法选择，也可以选择典型地区开展。

5. 制定督导与评估时间表

经与被督导地区协调，根据专家组的时间安排制定督导评估时间表。

6. 下发督导评估文件

性病预防控制机构或卫生行政机构下发督导与评估的相关文件，进一步明确督导目的和要求。

7. 现场督导与评估

按照督导与评估前制订的方案和收集资料的表格，在被督导地区开展相关的督导评估工作。要保证督导评估的质量，对现场发现的能及时纠正的问题可以口头反馈的方式给予提醒，督导结束后应集中反馈，对出现的问题要及时进行通报和纠正。

8. 撰写督导与评估报告

督导结束后，参与专家均应完成督导评估的书面报告，由专家组进行汇总并形成一个对被督导地区的总报告。该报告应提交给组织实施该项活动的性病预防控制机构。

9. 督导与评估结果的反馈

由组织实施该项活动的性病预防控制机构或卫生行政机构以正式文件的形式将督导与评估的报告反馈到被督导地区。被督导地区应在接到反馈的督导报告后，根据督导报告中所提出的问题及时整改，并作为下次督导的依据。

二、梅毒病例报告工作的督导

梅毒病例报告工作的督导主要是为了发现梅毒病例报告工作中存在的问题、不足和困难，并在督导过程中提出改进的建议和意见，不断改进病例报告工作，提高梅毒病例报告的准确性、完整性和及时性，确保梅毒病例报告工作质量。

督导内容主要包括对性病预防控制机构的督导和对医疗机构的督导。对性病预防控制机构的督导主要包括梅毒预防控制文件的制定和落实，梅毒疫情监测系统的建设，梅毒疫情监测人员配置，梅毒疫情管理经费安排以及在梅毒疫情管理中好的做法、经验和工作亮点等。对医疗机构的督导主要包括梅毒疫情管理工作制度的制定和执行，疫情报告和管理人员职责，门诊日志和检验记录等相关记录的规范性，传染病报告卡的填写、收集、核对、网络录入、疫情报告自查与管理，梅毒病例报告中好的做法、经验与工作亮点。

督导的方法有召开座谈会，查阅梅毒疫情管理和报告的相关资料，现场考察，与梅毒疫情管理和报告相关人员的个人访谈以及梅毒病例报告资料的检索和分析等。

梅毒病例报告督导的主要工作指标为：病例报告的及时性、准确性、逻辑性和完整性，梅毒病例报告的漏报率，相关医务人员对梅毒病例诊断标准与报告要求的掌握情况，相关医务人员接受梅毒诊断标准与病例报告要求培训情况，实验室检测人员接受梅毒检测方法培训的情况，性病疫情季度与年度分析报告、工作总结的报告及时性、季度与年度分析报告反馈的及时性与覆盖的情况等。

三、督导报告的撰写

梅毒督导报告的内容，一般应包括以下主要部分：

1. 督导工作概况

简要说明督导机构，参加督导工作人员人员及组成，被督导单位名称，督导时间、督导目标、基本过程和基本做法（包括信息采集方法、抽样方法等）等。

2. 本次督导的主要依据和重点

在报告中要说明本次督导工作的主要依据，如国家关于性病防治的有关方针政策和法规，地方卫生行政部门的有关文件和规定，以及有关督导、评价、管理等的理论依据等。此外，还应说明此次工作的重点和主要理由。

3. 督导过程和主要工作业绩

在报告中应说明本次督导的主要过程，包括信息采集的时间、抽样的样本量。如有查阅资料，应说明资料的名称、来源、查阅人、陪同查阅人等；现场调查应说明现场名称、现场调查的主要内容，陪同调查人员等。在此部分应重点说明被督导地区在梅毒监测中的主要做法、工作业绩和取得的成果。

4. 存在问题和建议

根据调查结果，发现被督导地区在梅毒监测中存在的问题，并针对这些问题提出相关意见和建议。

第十节　梅毒疫情监测管理机构的组成和职责

一、监测管理机构的组成

梅毒疫情管理机构在各级卫生行政部门的领导下，基本以各级的疾病预防控制机构组成。梅毒疫情监测管理机构由省级管理机构、市级管理机构和县区级管理机构组成，各级管理机构有各自的主要职责。

二、各级管理机构的职责

（一）省级管理机构的职责

1. 根据传染病疫情信息报告管理规范和相关的要求，负责本省内梅毒疫情的信息报告管理和技术指导工作，建立健全全省内梅毒疫情信息管理组织和制度。

2. 负责对本省的梅毒疫情网络直报信息的动态追踪、核实、分析、报告和反馈。

3. 负责对本省的梅毒信息报告系统进行数据的备份，确保数据报告的安全性，提供相关的网络技术支持、培训和指导工作。

4. 负责对本省的梅毒疫情报告工作进行工作督导和检查，做质量评估工作。

5. 收集相关的资料，为决策部门提供所需要的信息。

6. 根据卫生行政部门的需要，建立本省的梅毒疫情分析考核制度。

7. 对全省季度和年度梅毒疫情进行分析，主要分析三间分布。分析应该有文字材料和图表，并提出具体的意见和建议。

8. 发现异常疫情时，应该及时地开展调查，并做专题报告，同时向卫生行政部门和上级疾病预防控制机构进行汇报，并反馈到下级卫生行政部门和疾病预防控制机构。

9. 定期对各市的梅毒疫情报告工作进行分析、考核，及时向各有关部门报告，并反馈给各市疾病预防控制机构，并督导其改进工作。

（二）市级管理机构的职责

1. 根据传染病疫情信息报告管理规范和相关的要求，负责本市内梅毒疫情的信息报告管理和技术指导工作，建立健全全市梅毒疫情信息管理组织和制度。

2. 负责对本市的梅毒疫情网络直报信息的动态追踪、核实、分析、报告和反馈。

3. 负责对本市的梅毒信息报告系统进行数据的备份,确保数据报告的安全性,提供网络技术支持、培训和指导工作。

4. 负责对本市的梅毒疫情报告工作进行工作督导和检查。

5. 收集相关的资料,为决策部门提供所需要的信息。

6. 根据卫生行政部门的需要,建立本市的梅毒疫情分析考核制度。

7. 对全市季度和年度梅毒疫情进行分析,主要分析三间分布。分析应该有文字材料和图表,并提出具体的意见和建议。

8. 定期对各个县的梅毒疫情报告工作进行分析、考核,及时向各有关部门报告,并反馈给各县疾病预防控制机构,并督导其改进工作。

9. 对本辖区的梅毒报告病例进行查重,通知县区进行修改。

10. 组织漏报调查工作,并对县区漏报调查工作进行督导和检查。

(三) 县级管理机构的职责

1. 根据梅毒疫情报告的管理规范和技术方案,负责本辖区内的梅毒疫情信息系统报告管理和技术指导工作,建立健全本辖区内梅毒信息管理组织和相应制度。

2. 负责对本辖区的梅毒疫情网络直报信息的动态追踪、核实、分析、报告和反馈。

3. 负责对本辖区的梅毒信息报告系统进行数据的备份,确保数据报告的安全性,提供相关的网络技术支持、培训和指导工作。

4. 负责对本辖区内的网络直报人员进行培训和技术指导,加强对临床医生关于与就诊者沟通、收集信息等技能方面的培训。

5. 负责对本辖区内的医院网络直报工作的督导检查和质量评估。

6. 组织漏报调查工作,对发现漏报的情况,及时与单位沟通,并进行核实后,进行网络补报。

7. 对本机构及辖区内上报的《传染病报卡》的内容,应该在

24 小时内完成审核。审核的内容为确认符合报告标准，信息审核无逻辑错误，应该特别注意是否符合报告标准或者重报；对有疑问的报告信息应该及时和报告单位或者报告人核实，经核对无误后，通过审核。

8. 订正、查重和重卡处理原则。在对梅毒病例进行审核时候，如果发现首次报告的传染病报告卡有填写错误，应该进行及时的订正报告，并对网络个案进行相应的更改。每个工作日对辖区内的梅毒报卡进行查重，发现重卡后，应该通知原报告单位，核实确认，通过网络删除，对异地重复报告的本辖区病例，如果确认是重卡，即可删除，删除卡片时，应该注明原因，一般保留先报的，补全资料，删除后报，如果信息一致，直接删除后报的，信息不一致，把信息综合后，更新先报的个案信息，填写完整后，删除后报的。删除的卡片，还保留在系统里面，只是做了个标记，不纳入统计，没有真正删除，如果发现误删，可以恢复。

三、梅毒疫情监测管理中存在的问题及应对

（一）目前存在的问题

1. 梅毒疫情的监测管理机构基本在疾控机构，但是梅毒报告的病例大多数来源于综合医院、妇幼保健医院，专科医院等医疗机构，如何有效地管理，如何落实管理，成为现在最主要的问题。

2. 梅毒虽然属于乙类传染病，当地各级政府和有关部门，对梅毒的重视程度远远不及艾滋病，投入的时间和资金比较少，认为梅毒可防可治。

3. 有些地方在进行梅毒病例删除的时候，没有很好地注明解释，造成了梅毒报卡的乱删，使得梅毒疫情不准确，影响了决策。

（二）应对的措施和策略

1. 各级卫生行政部门，定期组织协调会议，加强行政机构和医疗机构的沟通，确保梅毒疫情防治工作的有效落实。

2. 梅毒虽然可防可治，可是梅毒的疫情发展对艾滋病有促进作用，梅毒患者感染艾滋病的几率会大大增加，现在有些地方的艾

滋病疫情很轻，当地梅毒的疫情却很重，只有加强梅毒疫情的控制，才能控制好性传播疾病，才能更好地预防艾滋病感染。

3. 进行性病疫情的考核。要求删除卡片时，填写原因，很大程度上规范了梅毒疫情的删除问题。

第四章

梅毒的诊断与治疗

　　梅毒是一种古老的性传播疾病，人类在同梅毒作斗争的过程中积累了许多经验，尝试过许多治疗方法，在我国古代早有用汞剂治疗梅毒的记载。治疗梅毒从汞剂到青霉素使用，可以分成三个发展时期。

　　汞剂治疗时期（1497 ～ 1907 年）：Widmann 首先用汞剂治疗梅毒，取得了很好的疗效，在临床应用过程中反复改进剂型和用法，为当时唯一有效的治疗梅毒药物。当时多用肌肉注射法，常用汞剂有：①水溶汞剂，如 20% 二氰化汞，20% 二氯化汞（升汞）；②汞油悬液，如 10% 水杨酸汞油悬液；③汞软膏，含 50% 汞，通过外擦经皮肤吸收。汞有抑制梅毒螺旋体的作用，但毒性较大，现已不用。在此时期内，开始用碘治疗梅毒，碘剂多为 5% ～ 10% 碘化钾溶液，每日碘化钾剂量为 1 ～ 3 克或更多，碘剂不能杀灭螺旋体，只有消散肉芽肿的作用，常用于三期梅毒树胶肿。其使用是促进毛细血管的渗透作用，减低血中的抗胰蛋白酶而增强炎症病灶中胰蛋白酶的溶解纤维组织作用。碘剂在过去只能作晚期梅毒的辅助药物。

　　砷剂治疗时期（1907～1943年），1907年Ehrlich创制三价砷，阿斯凡拉明（即606），Ehrlich又于1912年研制成新阿斯凡拉明（即914）。后有硫914、氧化砷、五价砷剂如醋酰胺砷等，砷剂可杀灭梅毒螺旋体及其他螺旋体。以后又出现了铋剂治疗梅毒。当时以硝酸铋粉为代表，铋剂治疗梅毒的疗效要优于汞剂。

　　青霉素治疗时期（1943年～至今），从1943年Mahoney，Arnold及Harris开始用青霉素治疗梅毒。青霉素治疗梅毒，有强烈的抑制梅毒螺旋体的作用，治疗早期梅毒可于16小时后即杀死绝大多数梅毒螺旋体，皮肤损害迅速消退，继而血清反应也可以转为阴性。在长期应用中发现青霉素治疗梅毒疗效快，副作用小，杀灭螺旋体彻底，是理想的治疗梅毒药物。而且至今未发现梅毒螺旋体对青霉素有抗药性。从50年代开始又开始使用其他抗生素治疗梅毒。

　　早在中国古代，医家们对梅毒的发生、发展及诊治就有了较深刻的认识，积累了许多行之有效的单方验方，为梅毒的治疗作出了贡献。青霉素的问世，使梅毒的治疗有了特效药。在使用抗生素的同时，选用适合的中草药配合治疗，对缓解病情，增强患者体质，促进痊愈起到辅助作用。近年来国内报道中医药土茯苓等单方、复方治疗梅毒的血清固定，地黄饮子为主加减治疗梅毒脊髓痨等取得不错的疗效。

　　梅毒是可以治愈的疾病，因此每一位已确诊的病人应积极正规治疗，以达到消灭传染源，预防梅毒传播的作用。

第一节　梅毒诊断

一、诊断依据

　　梅毒诊断必须根据流行病学史、临床表现和实验室检查进行综合分析后，慎重作出诊断。

　　（一）流行病学史

　　要重视本人及配偶的婚外性接触史、婚姻史、妊娠史、生育史，胎传梅毒应了解生母的梅毒病史。

（二）体格检查

应该全面检查，注意自感染到发病的时间，观察患者全身皮肤、黏膜、骨骼、口腔、眼、外阴、肛门及其周围的浅表淋巴结，如有心血管系统和神经系统等表现，必要时与其他各专科配合检查。

（三）实验室检查

1. 暗视野显微镜检查，直接发现梅毒螺旋体有确诊价值，但阴性时不能排除。

2. 梅毒血清学试验包括筛查试验非螺旋体抗原试验（RPR、USR、VDRL）和确认试验螺旋体抗原试验（TPPA、FTA-ABS）。结果应为阳性，如感染不足 2～3 周，非梅毒螺旋体抗原试验为阴性，应于感染 4 周后复查。

3. 脑脊液的检查。

4. 组织病理检查。

有病史和临床表现者为疑似病例，还应具备暗视野显微镜检查或血清学检查任何一项为阳性可确诊。少数三期梅毒非螺旋体抗原试验可阴性。诊断神经梅毒应该有脑脊液检查异常包括 VDRL 试验阳性。

二、诊断分类

（一）一期梅毒

1. 病史

有感染史，潜伏期一般为 2～4 周。

2. 临床表现

（1）典型硬下疳：一般单发，1～2 cm 大小，圆形或椭圆形，稍高出皮面，呈肉红色的糜烂面或浅在性溃疡。疮面清洁，分泌物量少，周边及基底浸润明显，具软骨样硬度，无痛。多发于外生殖器，也可见于肛门、宫颈、口唇、乳房等部位。

（2）腹股沟或患部近卫淋巴结可肿大，常为数个，大小不等，质硬，不黏连，不破溃，无痛。

3. 实验室检查

（1）暗视野显微镜检查：皮肤黏膜损害或淋巴结穿刺液可查见梅毒螺旋体。

（2）梅毒血清学试验：梅毒血清学试验阳性。其中，具有特异性的梅毒螺旋体抗原试验（FTA-ABS 和 TPPA）在硬下疳发生后1～2周后开始出现阳性，非螺旋体抗原试验（RPR）在下疳发生后3～4周后开始出现阳性。因此，如果临床上怀疑梅毒而血清反应阴性，应当过1～2周再复查。如果皮疹已出现1～2个月但血清反应仍阴性，则可以排除硬下疳了。

疑似病例：具备1、2及3（2）中的非梅毒螺旋体抗原试验阳性为疑似病例。

确诊病例：疑似病例加3中的暗视野显微镜检查阳性或梅毒螺旋体抗原血清试验任何一项为确诊病例。

（二）二期梅毒

1. 病史

有感染史，可有一期梅毒史，病期2年以内。

2. 临床表现

（1）皮疹为多形态，包括斑疹、斑丘疹、丘疹、鳞屑性皮疹及脓疱疹等，常泛发对称；掌跖易见暗红斑及脱屑性斑丘疹；外阴及肛周皮疹多为湿丘疹及扁平湿疣等，不痛可有瘙痒。头部可出现虫蛀样脱发。二期复发梅毒，皮损局限，数目较少，尚可见环形皮疹。

（2）口腔可发生黏膜斑，尚可出现眼损害、骨损害、内脏及神经系统损害等。

（3）全身可出现轻微不适及浅表淋巴结肿大。

3. 实验室检查

（1）暗视野显微镜检查：二期皮疹尤其扁平湿疣、湿丘疹及黏膜斑，易查见梅毒螺旋体。

（2）梅毒血清学试验（非梅毒螺旋体抗原试验及梅毒螺旋体抗原试验）为强阳性。

疑似病例：具备1、2及3（2）中的非梅毒螺旋体抗原试验阳性为疑似病例。

确诊病例：疑似病例和 3 中的暗视野显微镜检查阳性或梅毒螺旋体抗原试验阳性任何一项为确诊病例。

（三）三期梅毒（晚期梅毒）

1. 病史

有感染史，可有一期或二期梅毒史。病期 2 年以上。

2. 临床表现

常见结节性皮疹、近关节结节及皮肤、黏膜、骨骼树胶肿等。心脏血管系统受累以单纯性主动脉炎、主动脉瓣闭锁不全和主动脉瘤多见。神经系统受累以梅毒性脑膜炎、脊髓痨和麻痹性痴呆多见。

3. 实验室检查

（1）梅毒血清学试验：非梅毒螺旋体抗原试验大多阳性，亦可阴性，梅毒螺旋体抗原试验为阳性。

（2）组织病理检查：有三期梅毒的组织病理变化。

（3）脑脊液检查：神经梅毒：淋巴细胞 $\geq 10 \times 10^6$ / L，蛋白量 > 50 mg / dL，VDRL 试验或 FTA-ABS 试验阳性。

疑似病例：具备 1、2 及 3（1）中的非梅毒螺旋体抗原试验阳性为疑似病例。

确诊病例：疑似病例和 3 中的螺旋体抗原试验阳性、组织病理检查异常、脑脊液检查异常的任何一项为确诊病例。

（四）潜伏梅毒（隐性梅毒）

1. 病史

有感染史，可有一期、二期或三期梅毒史。

2. 临床表现

无任何梅毒性的临床症状和体征。病期 2 年内为早期潜伏梅毒，2 年以上为晚期潜伏梅毒。

3. 实验室检查

非梅毒螺旋体抗原试验阳性，梅毒螺旋体抗原试验阳性（需排除生物学假阳性），脑脊液检查阴性。

疑似病例：具备非梅毒螺旋体抗原试验阳性而无临床表现为疑似病例。

确诊病例：疑似病例和梅毒螺旋体抗原试验阳性为确诊病例。

（五）先天梅毒（胎传梅毒）

1. 生母为梅毒患者。

2. 临床表现

（1）早期先天梅毒（2 岁以内）：相似获得性二期梅毒，但皮损常有红斑、丘疹、糜烂、水疱、大疱、皲裂和骨软骨炎、骨炎及骨膜炎等，可有梅毒性鼻炎及喉炎、淋巴结肿大、肝脾肿大、贫血等。

（2）晚期先天梅毒（2 岁以上）：相似获得性三期梅毒，但以间质性角膜炎、赫秦生齿、马鞍鼻、神经性耳聋等为较常见的特征，还可出现皮肤、黏膜树胶肿及骨膜炎等。

（3）先天潜伏梅毒：除感染源于母体外，余同获得性潜伏梅毒。

3. 实验室检查

（1）暗视野显微镜检查：早期先天梅毒皮肤及黏膜损害或胎盘中可查到梅毒螺旋体。

（2）梅毒血清学试验阳性。非梅毒螺旋体抗原试验阳性，其抗体滴度等于或高于母亲 2 个稀释度（4 倍）有确诊意义。梅毒螺旋体抗原试验阳性，其 IgM 抗体检测阳性有确诊意义。

疑似病例：具备 1、2 及 3（2）中的非梅毒螺旋体抗原试验阳性为疑似病例。

确诊病例：疑似病例加上暗视野显微镜检查阳性、或其抗体滴度等于或高于母亲 2 个稀释度（4 倍），或随访 3 个月滴度有上升趋势为确诊病例。

第二节　鉴别诊断

梅毒的临床表现复杂，要鉴别的疾病很多，鉴别时要注意以下事项：①有无感染史；②皮疹的临床特点；③梅毒螺旋体检查；④梅毒血清反应;⑤必要时作组织病理学检查。

一、一期梅毒

1. 硬下疳

需与软下疳、生殖器疱疹、性病性淋巴肉芽肿、糜烂性龟头炎、白塞病、固定型药疹、癌肿、皮肤结核等鉴别（图4-1,见彩色插页）。

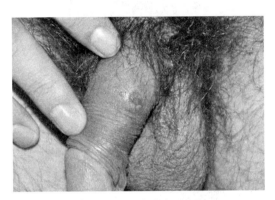

图4-1　男性一期梅毒硬下疳

2. 梅毒性腹股沟淋巴结肿大

需与软下疳、性病性淋巴肉芽肿鉴别。

二、二期梅毒

1. 梅毒性斑疹

需与玫瑰糠疹、银屑病、白癜风、花斑癣、药疹、多形红斑、远心性环状红斑等鉴别（图4-2,4-3,见彩色插页）。

2. 梅毒性丘疹、斑丘疹和扁平湿疣

需与银屑病、体癣、扁平苔藓、毛发红糠疹、尖锐湿疣等鉴别（图4-3，4-4，4-5，4-6，4-7，见彩色插页）。

3. 梅毒性脓疱疹

需与各种脓疱病、脓疱疮、臁疮、雅司、聚合性痤疮等鉴别。

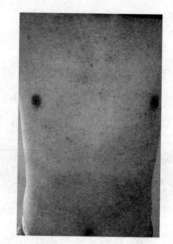

图4-2　二期梅毒疹

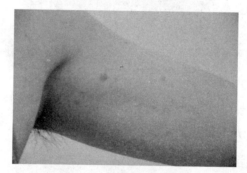

图4-3　二期梅毒丘疹鳞屑疹

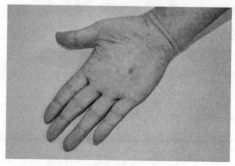

图4-4　二期梅毒手掌脱屑性红斑

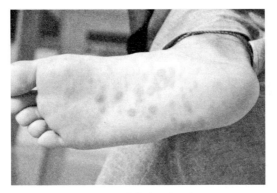

图4-5 二期梅毒足底红斑

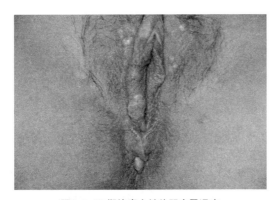

图4-6 二期梅毒女性外阴扁平湿疣

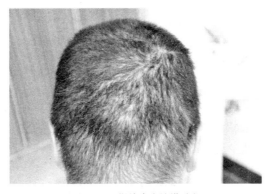

图4-7 二期梅毒虫蚀样脱发

4. 黏膜梅毒疹

需与传染性单核细胞增多症、地图舌、鹅口疮、扁平苔藓等鉴别。

三、三期梅毒

1. 结节性梅毒疹

需与寻常狼疮、类肉瘤、瘤型麻风等鉴别。

2. 树胶肿

需与寻常狼疮、瘤型麻风、硬红斑、结节性红斑、小腿溃疡、脂膜炎、癌肿等鉴别。

3. 神经梅毒

血清和脑脊液的梅毒血清学试验对各型神经梅毒的鉴别诊断十分重要。

（1）梅毒性脑膜炎：需与由各种原因引起的淋巴细胞性脑膜炎相鉴别，包括结核性脑膜炎、隐球菌性脑膜炎、钩端螺旋体病和莱姆病等。

（2）脑膜血管梅毒：需与各种原因引起的脑卒中相鉴别，包括高血压、血管硬化性疾病、脑血栓等。

（3）脊髓脑膜血管梅毒：需与各种原因引起的横断性脊髓炎相鉴别，包括前脊髓动脉阻塞、脊髓硬脑膜外脓肿或感染性肉芽肿、硬脑膜出血、肿瘤脑转移等。

（4）全身性麻痹病：需与脑肿瘤、硬膜下血肿、动脉硬化、老年性痴呆、慢性酒精中毒和癫痫发作等相鉴别。

（5）脊髓痨：需与 Adie 综合征、糖尿病性假脊髓痨等鉴别。

4. 心血管梅毒

梅毒性主动脉瘤需要与严重主动脉硬化症相鉴别；梅毒性冠状动脉病需要与冠状动脉粥样硬化相鉴别；梅毒性主动脉瓣闭锁不全需与慢性单纯性主动脉瓣闭锁不全相鉴别。

第三节 梅毒的误诊

由于梅毒的各种皮肤损害可以类似于任何一种皮肤病或系统性疾病，长期以来梅毒一直被认为是"最大的模仿者"，所以，在梅毒的诊断中，经常出现误诊。

误诊原因主要有以下几个方面：

（一）体检不全面、病史询问不详细

因涉及病人个人隐私、婚育、家庭及社会声誉等问题。很多患者隐瞒其冶游史。接诊医生疏漏检查其外生殖器及肛周部位，无法早期发现病变线索，是误诊的主要原因。

（二）临床表现缺乏特异性

梅毒起病隐袭，累及全身各系统器官，引起极复杂的临床表现。客观体征多而重，主观症状少而轻，基层或非专业医生对梅毒的全面知识缺乏，也是造成本病误诊的主要原因之一。

（三）早期梅毒皮损的比重和分布发生了变化

韩国柱等在分析我国梅毒流行和临床特点时指出，50年代梅毒学专著中描述女性下疳以子宫颈和大阴唇最多，而近年来的报告则以小阴唇、前庭、阴蒂、尿道口及阴道居多，黏膜损害、脱发、梅毒白斑、神经及心血管梅毒的报告均远远低于50年代，而近年来报告手足部皮损的发生率高达80%以上。

（四）未开展特异检验项目

梅毒的确诊依靠病原学及血清学检查。包括梅毒螺旋体暗视野显微镜检、血清学及脑脊液检查等。基层医院大多未能开展这些检查项目，容易造成误诊。

（五）对血清学检查结果的误解

对血清学检查出现假阳性、假阴性的机理了解不全面。如在急性发热性疾病、自身免疫性疾病、孕妇、麻风等情况下可出现生物学假阳性。一期梅毒的阳性率仅为70%～75%，部分病例可出现梅毒血清的"前带现象"，则往往出现生物学假阴性。

第四节　梅毒实验室检查

一、暗视野显微镜检查

查梅毒螺旋体。取硬下疳、扁平湿疣、皮肤斑丘疹、黏膜斑或羊水作暗视野显微镜检查，找到形态典型和具有特征性运动方式的梅毒螺旋体，即为阳性结果，具有确诊价值。

二、梅毒血清学检查

（一）非梅毒螺旋体抗原试验

检测血清中的抗心磷脂抗原的抗体（反应素），包括性病研究实验室（VDRL）试验、不加热血清反应素（USR）试验、快速血浆反应素（RPR）试验，此类试验操作简便，可用于筛查，还可做定量试验用于疗效评价。

（二）梅毒螺旋体抗原试验

此试验包括梅毒螺旋体血球凝集试验（TPHA）、梅毒螺旋体颗粒凝集试验（TPPA）和荧光螺旋体抗体吸收试验（FTA-ABS）等，敏感性和特异性均高，可用于确证，但不能作为观察疗效的指标。

（三）血清学检查注意事项

1. 梅毒的诊断、分期、活动性判定、疗效观察等，需结合梅毒螺旋体检查、梅毒血清学试验、脑脊液检查及临床表现综合分析。

2. 暗视野显微镜检查结果，受患者不规则服用抗生素或局部使用消毒剂等因素的影响。如果检查阴性而临床怀疑有梅毒时，可于以后2天内复查；或用直接免疫荧光试验或其他检查螺旋体的实验室方法检查。

3. 非梅毒螺旋体抗原血清学定量试验应在同一实验室，用同一方法（如VDRL或RPR）作连续观察。如果两次试验的滴度相差4倍（即2个稀释度，如从1:16到1:4，或从1:8到1:32），说明滴度有显著变化。不同试验的定量结果不能直接比较（如RPR滴度通常稍高于VDRL滴度）。

4. 梅毒合并HIV感染时，梅毒血清反应常有异常变化。可以表现为滴度过高或过低、假阴性，或滴度上下波动，或阳性反应推迟。若临床上提示梅毒，而血清学试验阴性，做暗视野显微镜检查、皮损活检或直接免疫荧光试验有助于诊断。

5. 梅毒血清反应假阳性：非梅毒患者的梅毒血清学试验呈阳性，此现象称为梅毒血清反应假阳性。

（四）梅毒血清反应假阳性的分类

可由于血清标本保存不当（如细菌污染或溶血）、试剂质量差或过期、实验室操作不正确造成技术性假阳性。生物学假阳性则是由于其他疾病或生理状态发生变化所致。可分急性生物学假阳性和慢性生物学假阳性。

1. 急性生物学假阳性

见于多种感染性疾病，如风疹、麻疹、水痘、传染性单核细胞增多症、病毒性肝炎、细菌性肺炎、猩红热、亚急性细菌性心内膜炎、活动性肺结核、斑疹伤寒、丝虫病、锥虫病、疟疾、回归热、钩端螺旋体病等。非梅毒螺旋体抗原血清学试验滴度低，一般不超过1:8，多在6个月内转阴，FTA-ABS试验或TPHA试验阴性。

2. 慢性生物学假阳性

可持续6个月以上或数年，甚至终身。主要包括：

①非梅毒螺旋体抗原试验假阳性，可见于：a. 某些结缔组织病及伴有自身抗体的疾病，如系统性及盘状红斑狼疮、类风湿关节炎、风湿性心脏病、麻风病、肝硬化、自身免疫性贫血、结节性多动脉炎、桥本甲状腺炎、干燥综合征、慢性肾炎、进行性系统性硬化症等，血清学试验滴度低；b. 吸毒成瘾者，其中绝大多数为静脉注射海洛因者，其滴度可达1:（64～128）；c. 少数孕妇及老年人，也可出现低滴度假阳性反应，一般人群中假阳性率为1%～2%。

②梅毒螺旋体抗原试验假阳性，较少见。可见于系统性及盘状红斑狼疮、药物诱发的红斑狼疮、类风湿性关节炎、混合结缔组织病、硬皮病、肝硬化、淋巴肉瘤、脑膜瘤、自身免疫性溶血性贫血、莱姆病、结肠癌、麻风病、糖尿病，还见于静脉注射海洛因者和妊娠妇女。以系统性红斑狼疮多见。

3. 梅毒血清反应假阳性的处理

技术性假阳性经过重复试验即可除外。急性生物学假阳性，应做梅毒螺旋体抗原血清试验。出现慢性生物学假阳性时，应对患者作全面检查，密切随访，注意有无自身免疫性疾病、麻风病、吸毒成瘾等。对于孕妇，如梅毒血清反应阳性，但又不能排除梅毒，为保护胎儿，应作抗梅毒治疗。

4. 梅毒血清反应假阴性

可见于：①硬下疳早期：一般在感染后 3～4 周后机体才出现反应素，故在硬下疳早期，非梅毒螺旋体抗原血清试验可阴性。②感染后及时治疗和部分晚期梅毒：由于血清反应素浓度低，非梅毒螺旋体抗原血清试验可阴性。③二期梅毒前带现象时：在少于 1% 的二期梅毒中非梅毒螺旋体抗原血清学试验可阴性，但血清稀释后可出现阳性反应。④技术操作错误或试剂质量问题。

（五）梅毒治疗后血清学变化

1. 非梅毒螺旋体抗原试验

接受充分治疗后，一期梅毒多数可阴转，二期梅毒阴转的机会也较多，部分二期复发梅毒可出现血清固定，晚期梅毒血清固定多见。

2. 梅毒螺旋体抗原试验

不管梅毒患者治疗与否，此试验通常终身阳性。但在一期梅毒阶段接受治疗的患者，约 15%～25% 在 2～3 年后可转阴。

（六）血清复发

指非梅毒螺旋体抗原试验由阴性转为阳性，或滴度上升 4 倍以上。

三、组织病理学检查

梅毒的基本病变主要是：①血管内膜炎，内皮细胞肿胀与增生；②血管周围炎，有大量淋巴细胞与浆细胞浸润。晚期梅毒除上述变化外，尚有上皮样细胞和巨细胞肉芽性浸润，有时有坏死。

（一）一期梅毒

典型硬下疳，在真皮淋巴管和血管周围有淋巴细胞和浆细胞浸润，小动脉壁肥厚甚至闭塞。用镀银染色法或荧光抗体染色法可发现梅毒螺旋体于疣中的上皮细胞间隙中、毛细血管以及淋巴管周围和局部淋巴结中。

（二）二期梅毒

斑疹性梅毒疹多无特征性病理变化；丘疹性梅毒疹有中性多形核白细胞侵入真皮乳头，真皮深层血管周围有单核细胞、浆细胞和淋巴细胞浸润，呈袖口状，有一定诊断意义；扁平湿疣内早期为表皮疣状增生，晚期中央组织坏死，乳头延长，真皮有炎性浸润。血管周围有明显的浆细胞浸润，呈袖口状排列，毛细血管增生，伴表皮细胞内外水肿。用镀银染色法在扁平湿疣中约有 1/3 病例找到梅毒螺旋体，主要位于表皮内，少数位于浅血管周围。

（三）三期梅毒

皮疹表现为典型的肉芽肿病变，含大量淋巴细胞、浆细胞、组织细胞、成纤维细胞和上皮样细胞，可有巨细胞。血管管壁增厚，内皮细胞增生，致使管腔狭窄甚至闭塞，发生干酪样坏死。结节性梅毒疹的肉芽肿病变限于真皮内，干酪样坏死一般不广泛。树胶肿的肉芽肿病变较广泛，累及真皮和皮下组织，有大量的上皮样细胞和巨细胞，中央有大片干酪样坏死，皮下大血管病变明显。

结节性梅毒疹与树胶肿的区别在于病变的广泛程度与位置的深浅。结节性梅毒疹肉芽肿局限于真皮内，干酪样坏死轻微或缺如，大血管不受累；树胶肿的病变广泛，可累及皮下，干酪样坏死明显，大血管亦常受累。

四、脑脊液检查

（一）检查适应证

1. 具有神经系统，视觉或听觉系统症状与体征；

2. 具有其他活动性感染（主动脉炎，树胶肿等）的临床证据；

3. 治疗失败；

4. 伴有 HIV 感染。

（二）检查内容

1. 白细胞计数

根据所在医院检测仪器正常值定，一般正常白细胞数应 $< 5 \times 10^6/L(5/mm^3)$，如白细胞 $\geq 10 \times 10^6/L$（$10/mm^3$），表示中枢系统有炎症现象。

2. 蛋白质测定

根据所在医院检测仪器正常值定，脑脊液中总蛋白量正常值为 $10 \sim 40$ mg/100 mL，神经梅毒时可以升高，甚至高达 $100 \sim 200$ mg/100 mL。神经梅毒患者的脑脊液作免疫电泳，发现有高分子量的蛋白存在，如 α_2-脂蛋白及 α_2-巨球蛋白。此外，IgG，特别是 IgM 值也升高，这些均提示有血-脑屏障受损。因此，检测脑脊液中的 Ig 及高分子蛋白有助于评价神经系统梅毒的活动性。

3. 非梅毒螺旋体实验

用 VDRL 或 RPR / TRUST，虽然敏感度不高，部分活动性神经梅毒该试验可呈阴性反应，但特异性高，如试验结果阳性，具有诊断价值。如果试验结果阴性不能除外神经梅毒。

4. 梅毒螺旋体实验

用 FTA-ABS 或 TPPA 试验。由于其敏感度很高，即使患者已经过足够的治疗，其血清中的抗螺旋体 IgG 抗体可渗透到脑脊液中，或脑脊液受少量血液所污染，因此不一定是中枢系统已受到梅毒的侵犯。相反的，如果这些试验结果为阴性，则可以除外神经梅毒。

（三）脑脊液检查

1. 无症状神经梅毒

淋巴细胞数 < 100 个 $/mm^3$，蛋白正常或稍升高（< 100 mg/dL），非螺旋体血清试验阳性。

2. 脑膜梅毒

颅压增高，单核细胞 $10 \sim 500$ 个 $/mm^3$，有时高达 2000 个 $/mm^3$，蛋白升高（$45 \sim 200$ mg/dL），而 45% 的病人糖浓度下降，VDRL 阳性。

3. 脑膜血管梅毒

细胞数 10 ～ 100 个 /mm^3，以淋巴细胞为主，蛋白升高（45 ～ 250 mg/dL），脑脊液 VDRL 阳性。

4. 麻痹性痴呆

颅压正常或增高，淋巴细胞升高，8 ～ 100 个 /mm^3，蛋白升高（50 ～ 100 mg/dL）；球蛋白升高，糖含量正常或中度下降；脑脊液非特异血清试验阳性。

5. 脊髓痨

脑脊液检查可正常，但部分病人异常。如淋巴细胞为主的细胞数升高，5 ～ 160 个 /mm^3，蛋白中度升高，45 ～ 100 mg/dL，球蛋白升高。

第五节　梅毒治疗的一般原则

梅毒的治疗一般应遵循以下主要原则：及早发现，及时治疗（90% 的早期梅毒经充分治疗可以根治，而且越早治疗效果越好）；剂量足够，疗程规则（不规则治疗可增多复发及促使晚期损害提前发生）；治疗后应追踪足够的时间；所有性伴应同时进行检查和治疗。

一、药物选择

青霉素从 1943 年开始到现在一直是系统治疗梅毒的首选药物，迄今尚未发现耐青霉素的梅毒螺旋体株。只有在青霉素过敏的情况下，才考虑使用其他抗生素。

各期梅毒的治疗需要选择合适的青霉素剂型，早期梅毒和晚期树胶肿梅毒选用苄星青霉素 G、普鲁卡因青霉素 G，神经梅毒及心血管梅毒选用水剂青霉素 G。据文献报道，应用苄星青霉素 G 治疗孕妇、免疫正常者及合并 HIV 感染者的梅毒患者，其失败率高于普鲁卡因青霉素 G。

四环素、多西环素、红霉素作为替代治疗药物，其疗效不及青霉素，需要多次用药，患者的依从性是治疗成功与否的关键。红霉素的半衰期短，对脑脊液的渗透性差，且有梅毒螺旋体耐药的报道。应用这些药物治疗早期梅毒均有治疗失败的报道。

头孢曲松治疗梅毒有效，阿奇霉素对部分梅毒有效，但关于这些药物的现有资料及临床经验有限，其远期疗效不明确。已有报道发现梅毒螺旋体对阿奇霉素耐药的突变株，值得关注。

梅毒螺旋体是横断分裂繁殖，其繁殖决定于细胞壁的合成，青霉素干扰了这个合成。已证实青霉素血清浓度在 0.03 U/mL 以上、疗程不小于 2 周治疗梅毒有效。青霉素有效血清浓度在 0.016 ～ 1.0 U/mL 之间，增加浓度可提高抑制螺旋体的百分比，如超出此界限浓度，不能再提高抑制螺旋体的作用，故过分提高青霉素的用量没有必要，只有延长青霉素与螺旋体接触时间，才能提高治愈率。在晚期梅毒中，螺旋体处于相对不活动状态，分裂繁殖一代需更长的时间，故只有增加疗程，才能达到有效治疗。

二、早期梅毒的治疗

早期梅毒未经治疗者，25% 有严重损害发生，而接受不适当治疗者则为 35% ～ 40%，比未经治疗者结果更差。

（一）治疗目的

迅速杀灭体内的梅毒螺旋体，消除传染性，使损害消失，达到临床治愈，力争梅毒血清转为阴性（非梅毒螺旋体抗原试验）；防止梅毒螺旋体对人体重要脏器的损害，预防复发和发生晚期梅毒。

（二）治疗方案

1. 推荐方案

（1）普鲁卡因青霉素 G 80 万 U，肌内注射，每日 1 次，连续 15 天，总量 800 万～ 1 200 万 U。

（2）苄星青霉素 G（长效西林）240 万 U，分两侧臀部肌内注射，每周 1 次，共 2 ～ 3 次。

2. 替代方案

头孢曲松 0.25 ～ 1 g，每日 1 次，肌内注射或静脉给药，连续

10 天。

3. 对青霉素过敏者用以下药物

(1) 多西环素 100 mg，每日 2 次，连服 15 天。

(2) 盐酸四环素 500 mg，每日 4 次，连服 15 天（肝肾功能不全者禁用）。

（3）红霉素 500 mg，每日 4 次，连服 15 天。

（三）随访

定期的随访包括全身体检和复查非梅毒螺旋体抗原血清学试验滴度。治疗后随访 2～3 年，第一年每 3 个月复查 1 次，以后每半年复查 1 次。如血清反应由阴性转为阳性或滴度升高 4 倍以上，属血清复发；或有临床症状复发，均应加倍剂量复治（治疗 2 个疗程，疗程间隔 2 周）。还要考虑是否需要作脑脊液检查，以观察中枢神经系统有无梅毒感染。通常一期梅毒在 1 年内，二期梅毒在 2 年内，血清可以阴转。

少数梅毒患者在正规抗梅治疗后，非梅毒螺旋体抗体滴度下降至一定程度（一般 ≤ 1∶8）即不再下降，而长期维持在低滴度（甚至终身），即为血清固定现象。

对于血清固定者，如无临床症状复发，是否再治疗可视具体病情而定，但应作神经系统检查及脑脊液检查，以及时发现无症状神经梅毒、心血管梅毒。必要时作 HIV 检测。严格地定期观察，包括全身体检及血清随访。如滴度有上升趋势，应予复治。

三、晚期梅毒的治疗

（一）治疗的目的

杀灭体内的梅毒螺旋体，防止发生新的损害，对已造成的脏器实质性的病变治疗后炎症可消退，已损害的组织可被瘢痕代替，功能常不能完全恢复，不一定要求血清转为阴性。

（二）治疗方案

1. 青霉素疗法

(1) 普鲁卡因青霉素 G 80 万 U，肌内注射，每日 1 次，连续 20

天为 1 个疗程，也可考虑给第 2 个疗程，疗程间停药 2 周。

（2）苄星青霉素 G（长效西林）240 万 U，分两侧臀部肌内注射，每周 1 次，共 3 次。

2. 对青霉素过敏者用以下药物

（1）多西环素 100 mg，每日 2 次，连服 30 天。

（2）盐酸四环素 500 mg，每日 4 次，连服 30 天（肝肾功能不全者禁用）。

（3）红霉素 500 mg，每日 4 次，连服 30 天。

（三）随访和判愈

需要随访 3 年，第一年每 3 个月 1 次，以后每半年 1 次。对血清固定者，如临床上无复发表现，并除外神经 / 心血管梅毒及其他内脏梅毒，可以不必再治疗，但要定期复查血清反应滴度，随访 3 年以上判断是否终止观察。

四、心血管梅毒和神经梅毒的治疗

（一）治疗的目的

应该住院治疗，要会同有关专家，慎重进行抗梅毒治疗，防止治疗中症状加重恶化，防止治疗矛盾和吉海反应。

（二）治疗方案

1. 如有心力衰竭，首先治疗心力衰竭，待心功能可以代偿时，可注射青霉素，但从小剂量开始以避免发生吉海反应，造成病情加剧或死亡。水剂青霉素 G，第一天 10 万 U，1 次肌内注射；第二天 10 万 U，分 2 次肌内注射；第三天 20 万 U，分 2 次肌内注射；自第四天起按下列方案治疗：普鲁卡因青霉素 G 80 万 U，肌内注射，每日 1 次，连续 15 天为一个疗程，总量 1 200 万 U，共 2 个疗程（或更多），疗程间停药 2 周。不用苄星青霉素 G。

2. 对青霉素过敏者用以下药物

（1）多西环素 100 mg，每日 2 次，连服 30 天。

（2）盐酸四环素 500 mg，每日 4 次，连服 30 天（肝肾功能不全者禁用）。

（3）红霉素 500 mg，每日 4 次，连服 30 天。

3. 神经梅毒推荐方案

（1）青霉素疗法

① 水剂青霉素 G，1 800 万～2 400 万 U 静脉注射（300万～400 万 U，每 4 小时 1 次），连续 10～14 天。继以苄星青霉素 G（长效西林）240 万 U，分两侧臀部肌内注射，每周 1 次，共 3 次。

②普鲁卡因青霉素 G 240 万 U/d，分次肌内注射，同时口服丙磺舒，每次 0.5 g，每日 4 次，共 10～14 天。必要时，继以苄星青霉素 G（长效西林）240 万 U，分两侧臀部肌内注射，每周 1 次，共 3 次。

（2）替代方案：头孢曲松 2 g，每日 1 次，肌内注射或静脉给药，连续 10～14 天。

（3）对青霉素过敏者用以下药物

① 多西环素 100 mg，每日 2 次，连服 30 天。

② 盐酸四环素 500 mg，每日 4 次，连服 30 天（肝肾功能不全者禁用）。

③红霉素 500 mg，每日 4 次，连服 30 天。

到目前为止，仅水剂青霉素 G 和普鲁卡因青霉素加丙磺舒被推荐用于治疗神经梅毒。长效青霉素是唯一被证实有效的治疗神经梅毒的药物。在前 HIV 时代，对神经梅毒的推荐治疗是肌注三剂苄星青霉素。但当发现苄星青霉素无法清除 HIV 感染患者脑脊液中的螺旋体后，此治疗方案被重新评估。美国 CDC 推荐使用水剂青霉素每 4 小时静滴 300 万～400 万 U（每天 1 800 万～2 400 万 U）、共 10～14 天治疗神经梅毒。4 小时的间隔被认为能在脑脊液中达到持续灭螺旋体浓度。

神经梅毒还可以代替性地使用普鲁卡因青霉素 240 万 U 治疗外加口服丙磺舒 500 mg 每 6 小时 1 次，共治疗 14 天。研究发现低剂量的普鲁卡因青霉素无法在脑脊液中达到最低灭螺旋体浓度。一个疗程的水剂青霉素或者普鲁卡因青霉素加丙磺舒后，继以 240 万 U 的苄星青霉素肌注，每周 1 次，共 3 周。这种治疗方案对于 HIV 感染患者同样适用。HIV 患者还应该在治疗结束后重复进行脑脊液检查确保治疗彻底。

驱梅治疗过程中少数患者会出现吉海反应，患者在治疗过程中可发生冠状动脉口组织肿胀，引起冠状动脉口狭窄加重，个别患者导致突然死亡。可在开始治疗的头几天同时应用泼尼松预防，若心绞痛仍明显恶化，应减少剂量或暂停驱梅治疗。有心力衰竭者须控制心衰后再作驱梅治疗。重度主动脉瓣关闭不全可行主动脉瓣置换术；主动脉瘤须行动脉瘤切除血管移植术；冠状动脉口闭塞可行冠状动脉口内膜切除术或冠状动脉旁路手术以改善心肌血供。

（三）随访

要明确神经梅毒是否治愈，比较困难。所以，神经梅毒的治疗需随访 3 年以上，除了定期作血清学检查外，还应由专科医生终身随访，根据临床症状进行相应的处理，神经梅毒治疗后 3 个月作第 1 次检查，包括脑脊液检查，以后每 6 个月 1 次，直到脑脊液正常。以后每年复查 1 次，至少 3 年。无症状神经梅毒、梅毒性单纯性主动脉炎可以完全治愈；但梅毒主动脉瓣闭锁不全、冠状动脉口狭窄、梅毒性主动脉瘤及有症状的神经梅毒等，虽然经过充分治疗，其症状和体征也难以完全改善。

五、胎传梅毒的治疗

（一）治疗目的

使症状消失或症状不再加重。先天梅毒病儿在母体内造成的某些发育畸形，通过治疗能使其不再恶化，难以得到完全恢复。早期先天梅毒，要求症状消失，血清阴转；晚期先天梅毒，要求损害消失，防止新的损害发生，不一定要求血清阴转。

参照美国 CDC CS 修订诊断标准，CS 治疗依据：①母亲确诊患有梅毒；②母亲梅毒未经规范和充分治疗；③婴儿的临床、实验室及 X 线检查均有梅毒表现；④比较母亲（分娩时）和婴儿由同一实验室和同一种方法所做的非 TP 抗原血清学抗体有 4 倍的差异。

（二）早期胎传梅毒（2 岁以内）治疗方案

1. 脑脊液异常者，水剂青霉素 G，每日 10 万～15 万 U/kg，在出生后 7 天以内的新生儿，以每次 5 万 U/kg 静脉给药，每 12 小时 1 次；出生 7 天以后的婴儿每 8 小时 1 次，总疗程 10～14 天；或普鲁卡因青霉素 G，每日 5 万 U/kg，肌内注射，每日 1 次，疗程 10～14 天，脑脊液正常者苄星青霉素 G，每次 5 万 U/kg，单剂肌内注射（分两侧臀部肌肉）。

2. 如果没有条件检查脑脊液者，可按照脑脊液异常者治疗。

（三）晚期胎传梅毒（2 岁以上）治疗方案

1. 普鲁卡因青霉素 G，每日 5 万 U/kg，肌内注射，每日 1 次，共 10 天为一个疗程（对较大儿童的青霉素用量，不应超过成人同期患者的治疗量）。

2. 替代方案：对青霉素过敏者，可用红霉素治疗，每日 7.5～12.5 mg/kg，分 4 次口服，连服 30 天，8 岁以下的儿童禁用四环素。

（四）随访

1. 经过充分治疗的梅毒孕妇所生婴儿在出生时血清阳性，应每月复查 1 次，8 个月时，如呈阴性，且无先天梅毒的临床表现，可以停止观察。

2. 出生时血清阴性的婴儿，于出生后 1、2、3 和 6 个月复查，6 个月时，如仍呈阴性，且无先天梅毒的临床表现，可以除外梅毒。

3. 在随访期间出现滴度逐渐上升，或出现先天梅毒的临床表现，应立即予以治疗。

4. 未经充分治疗的或未用青霉素治疗的梅毒孕妇所生婴儿或无条件进行随访者，可以对婴儿进行预防性治疗，对孕妇进行补充性治疗。

六、潜伏梅毒的治疗

（一）病期在 1 年内的潜伏梅毒治疗方案

1. 青霉素疗法

苄星青霉素 G（长效西林）240 万 U，分两侧臀部肌内注射，共 1 次。

儿童推荐方案：苄星青霉素 G，每次 5 万 U/kg，单剂量肌内注射（分两侧臀部肌肉）。

2. 对青霉素过敏者用以下药物

（1）多西环素 100 mg，每日 2 次，连服 14 天。

（2）盐酸四环素 500 mg，每日 4 次，连服 14 天（肝肾功能不全者禁用）。

（3）红霉素 500 mg，每日 4 次，连服 14 天。

3. 8 岁以下的儿童禁用四环素。

（二）病期在 1 年以上或病期不清的潜伏梅毒治疗方案

1. 青霉素疗法

苄星青霉素 G（长效西林）240 万 U，分两侧臀部肌内注射，每周 1 次，共 3 次。

儿童推荐方案：苄星青霉素 G，每次 5 万 U/kg，单剂量肌内注射（分两侧臀部肌肉），每周 1 次，共 3 次。

2. 对青霉素过敏者用以下药物

（1）多西环素 100 mg，每日 2 次，连服 28 天。

（2）盐酸四环素 500 mg，每日 4 次，连服 28 天（肝肾功能不全者禁用）。

（3）红霉素 500 mg，每日 4 次，连服 28 天。

（三）随访和疗效评价

1. 在治疗后第 6、12 和 24 个月进行非螺旋体血清定量试验评价疗效，如不能确定疗效，增加随访次数。少数晚期梅毒血清可持续在低滴度上（随访 3 年以上），可判为血清固定。需要脑脊液检查除外神经梅毒的情况：神经系统或眼部症状和体征；活动性晚期梅毒的证据如动脉炎、虹膜炎；治疗失败；HIV 感染；脑脊液检查。

2. 关于重复治疗：对脑脊液检查正常患者符合以下情况需要重复治疗：非梅毒螺旋体抗原血清试验抗体效价上升 4 倍；最初较高抗体效价（1∶32），治疗后 12～24 个月抗体滴度未下降 4 倍；有提示梅毒进展的症状或体征。重复治疗苄星青霉素 G（长效西林）240 万 U，分两侧臀部肌内注射，每周 1 次，共 3 次。

七、妊娠期梅毒的治疗

发生在妊娠期的梅毒叫妊娠梅毒，既可以是患者怀孕形成的，也可以是孕妇在妊娠期间感染所致。

（一）治疗的目的

早期足量治疗不但能有效治疗孕妇梅毒，并可能使胎儿免受感染，或虽胎儿感染，其症状也可能较轻，不发生或少发生发育畸形。妊娠晚期，治疗是为了使受感染的胎儿在分娩前治愈，同时也治疗孕妇。

（二）妊娠梅毒治疗方案

1. 孕妇早期梅毒包括一、二期及早期潜伏梅毒。首选青霉素疗法：

（1）普鲁卡因青霉素 G 80 万 U，肌内注射，每日 1 次，连用 15 日。

（2）苄星青霉素 G 240 万 U，两侧臀部肌内注射，每周 1 次，连续 3 次。若青霉素过敏，应改用红霉素 0.5 g，每 6 小时 1 次，连服 15 日。孕妇禁止用四环素类药物。

2. 孕妇晚期梅毒包括三期梅毒及晚期潜伏梅毒。首选青霉素疗法：

（1）普鲁卡因青霉素 G 80 万 U，肌内注射，每日 1 次，连续 20 日；必要时间隔 2 周后重复治疗为一个疗程。

（2）苄星青霉素 G 20 万 U，两侧臀部肌肉注射，每周 1 次，连续 3 次。或青霉素过敏，应改用红霉素 0.5 g，每 6 小时 1 次，连服 30 日。

根据孕妇梅毒分期不同，采用相应青霉素方案治疗，必要时可增加疗程。孕妇梅毒的治疗方案和非孕妇病人的治疗方案相同，但是禁用四环素和多西环素，四环素和多西环素影响胎儿的牙齿和骨骼的发育，四环素类抗生素能在胚胎和幼儿的骨骼和牙齿中沉积，并与钙结合，从而可引起牙齿釉质变黄（俗称四环素牙）和发育不全。对青霉素过敏的患者可以用红霉素代替治疗。

建议按照相应的治疗方案，妊娠初 3 个月和末 3 个月各治疗 1 疗程。但对其所分娩的婴儿应用青霉素治疗，因为红霉素穿过胎盘能力低下，对胎儿感染疗效差。产妇在停止哺乳后，要用多西环素复治。

3. 妊娠合并梅毒治疗后随访

妊娠期梅毒早期梅毒治疗后，梅毒治疗后的随访是判断疗效的唯一手段。在治疗期间推荐随访血清滴度，这对评价治疗和预防宫内感染有价值。在分娩前每月检查 1 次梅毒血清滴度，如 3 个月内梅毒血清滴度未下降 2 个稀释度（4 倍）或上升 2 个稀释度（4 倍），应予复治。分娩后按一般梅毒病例进行随访。早期梅毒经充分治疗，应随访 2～3 年。治疗后第一年内每 3 个月复查 1 次，包括临床与血清学，以后每半年复查 1 次。随访期间严密观察其血清滴度下降与临床情况。早期梅毒治疗后，如有血清复发或临床症状复发，除应立即加倍剂量复治外，还应作腰穿做脑脊液检查。对怀疑血清固定者，应根据具体情况考虑检查脑脊液，以除外无症状性神经梅毒。晚期梅毒与晚期潜伏梅毒患者如治疗后血清固定，需随访 3 年以判断是否终止观察。神经梅毒治疗后 3 个月作 1 次临床、血清学及脑脊液检查，以后每 6 个月检查 1 次，直到脑脊液正常，此后每年复查 1 次，至少 3 年。

（三）其他

既往研究表明妊娠梅毒患者未治或者经不规范治疗，高达 69% 病例将发生不良妊娠结局，孕期未经治疗的梅毒 25% 病例可能导致晚期流产或者死产，13% 可发生早产或者低体重出生儿，11% 发生新生儿死亡，20% 所生婴儿可出现典型梅毒感染的症状或者体征。

目前认为虽然在孕产妇分娩前 28 天进行长效青霉素 240 万 U 注射仍然能够有效防止先天梅毒，但是治疗能够发挥最大效应的阶段应该是在孕期前 24～28 周。

传统认为在妊娠早期滋养层中大量的郎汉斯细胞可以保护胎儿不受梅毒螺旋体感染，妊娠前 18 周不会发生梅毒的胎传播，这一理论已经被研究证明是不正确的。目前认为梅毒的胎传播可以发生在妊娠的任何期间，预防先天性梅毒的发生要早期阻断母婴传播，这有赖于通过对妊娠梅毒和育龄妇女梅毒患者积极的干预治疗。

尽管妊娠梅毒按卫生部规定方案规范足量治疗，仍然有发生先天性梅毒的可能，尤其是中、晚孕期患者。所以孕妇应常规开展梅毒血清学筛查工作，提倡婚检。妊娠期梅毒患者及早规范治疗，是改善患者妊娠结局和降低先天性梅毒患儿发生率的关键。

近年有阿奇霉素治疗早期梅毒取得较好疗效的报道，以先天梅毒的有效阻断率为评价指标，结果表明阿奇霉素的效果与苄星青霉素无差异，青霉素过敏的梅毒孕妇，阿奇霉素可作为苄星青霉素的替代治疗方案。大环内酯类抗菌素对血脑屏障的穿透性较差，阿奇霉素并不适用于对神经梅毒的治疗。但由于所观察的样本量尚小，还有待于在今后的工作中进一步扩大样本量，完善评价，以得到可靠的结论来指导实践。从目前来看，阿奇霉素还不能作为妊娠期梅毒治疗的首选药物，替代应用也须慎重。

在排除交叉过敏的情况下，亦可选用头孢三嗪。一般 RPR 在一、二期梅毒治疗后 3～6 个月血清滴度应下降 4 倍，在 12 个月后下降 8 倍，早期潜伏梅毒 1 年后滴度下降 4 倍，晚期潜伏梅毒和三期梅毒滴度渐降低而稳定，50% 的患者 5 年后仍持续存在。妊娠期间 RPR 滴度下降速度慢于非妊娠期间，且妊娠期间梅毒治疗越晚，梅毒血清学滴度下降越慢。

八、梅毒治疗后的判愈

梅毒的判愈标准分为临床治愈和血清治愈。

（一）临床治愈

一期梅毒（硬下疳）、二期梅毒及三期梅毒（包括皮肤、黏膜、骨骼、眼、鼻等）损害愈合消退，症状消失。

以下情况不影响临床判愈：①继发或遗留功能障碍（视力减退等）。②遗留瘢痕或组织缺损（鞍鼻、牙齿发育不良等）。③梅毒损害愈合或消退，梅毒血清学反应仍阳性。

（二）血清治愈

血清治愈是指抗梅毒治疗后 2 年以内梅毒血清反应（非梅毒螺旋体抗原试验）由阳性转变为阴性，脑脊液检查阴性。

（三）性伴的处理

梅毒螺旋体的性传播仅仅在有黏膜皮肤梅毒损伤的情况下才能发生；而此种情况在感染 1 年之后并不常见。然而，只要同任何时期的梅毒患者有过性接触，就应该按照以下的策略进行临床和血清学的评价。

1. 在 90 天以内与被诊断为一期梅毒、二期梅毒和早期潜伏梅毒的性伴发生性接触者，即使其血清学试验结果为阴性，也有可能被感染。因此，应该对其进行预防性治疗。

2. 在 90 天以前与尚未诊断为一期梅毒、二期梅毒或早期潜伏梅毒的性伴发生性接触者，在不能立即得到血清学结果而且不能确定能否进行追踪的情况下，应该进行预防性治疗。

3. 为了通报性伴侣以及对性接触者进行预防性治疗，对于非梅毒螺旋体血清试验滴度高（1:32）但无法确定为哪一期的梅毒患者，可以假定其为早期梅毒患者。但血清滴度不能在选择治疗方案时用于区别早期和晚期梅毒（参见潜伏梅毒治疗）。

4. 应该对潜伏梅毒患者的长期性伴侣进行梅毒临床和血清学评价，并根据评价结果进行处理。

5. 在以下时间段与患者发生性接触者为高危性伴侣

（1）一期梅毒症状发作前 3 月；

（2）二期梅毒症状发作前 6 月；

（3）早期潜伏梅毒症状发作前 1 年；

（4）晚期潜伏梅毒，其配偶或过去数年的所有性伴；

（5）胎传梅毒的生母及其性伴。

九、合并 HIV 感染的治疗

梅毒促进 HIV 感染的传播，已有大量流行病学观察提示，梅毒可能是 HIV 传播的促进因素。许多研究试图阐释二者在传播方面相互作用的生物学机制，可总结为：①梅毒的溃疡性损害破坏了黏膜屏障的连续性，为 HIV 提供了入侵门户；②梅毒感染激活了局部的炎症反应，招募了大量的易感细胞（如 CD4$^+$T 细胞、巨噬细胞及树突细胞），同时上调细胞膜 HIV 受体和共受体（CD4，CCR5）的表达，协助 HIV 侵入细胞口；③梅毒感染激活的炎症细胞释放的细胞因子可能增强 HIV 病毒基因的复制，加速 HIV 的增殖；④聚集的炎症细胞增加了生殖道分泌物中病毒载量，增强了 HIV 的传染性。

（一）HIV 的感染可以使梅毒的病程发生改变

1. 表现为病程进展快，迅速由一期进展到三期梅毒，出现不典型的皮肤表现。近年来可见到很多 HIV 感染者并发恶性梅毒的病例报道，描述的症状包括多发的脓疱、坏死性溃疡，甚至疣状增生样皮损，甚至是严重的全身症状。

2. 增加了眼梅毒的发生率。研究表明，约 45% 的眼梅毒患者合并 HIV 感染。发生率在合并 HIV 感染的梅毒患者中增高，有研究显示，合并 HIV 感染的各期梅毒患者中大约有 10% 可表现出眼部的症状。因此，在 HIV 感染患者中出现眼部症状应考虑眼梅毒的可能性，更为重要的是眼梅毒被认为是神经梅毒的潜在临床表现。

3. 早期神经梅毒发生率增加，在未经治疗的 HIV 阳性梅毒患者中，神经梅毒发生率为 23.5%，而在 HIV 阴性梅毒患者中约为 10%。梅毒患者不管任何分期，只要快速血浆反应素试验（RPR）滴度≥1:32 时，患神经梅毒风险就会增加，而 HIV 感染又增加了这种风险。当 HIV 阳性梅毒患者的 CD4 细胞＜350 个 /μL 时，患神经梅毒的风险为 HIV 阴性者的 3 倍。这是因为 HIV 阳性患者的免疫功能下降，加之 HIV 可导致脑膜病变，使梅毒螺旋体易于穿过血脑屏障，同时神经组织富含黏多糖成分，含有黏多糖酶的梅毒螺旋体易与之结合，因此 HIV 阳性患者可能更易发生神经梅毒，并且发生时间早，临床症状严重。

（二）HIV 感染对梅毒血清学试验的影响

梅毒合并 HIV 感染时，梅毒血清反应常有异常变化，可出现滴度过高或过低、假阴性、假阳性或滴度上下波动以及阳性反应推迟。由于在 HIV 阳性患者的梅毒血清反应可能更复杂，应考虑对可疑病变进行直接实验室检查。

在 HIV 感染的早期，机体免疫力尚处于正常，由于多克隆 B 细胞反应性增强，可能导致生物学假阳性，或者非梅毒螺旋体试验滴度增高。一般来说，梅毒螺旋体试验阳性，特别是 RPR 滴度 > 1:8，应该可理解为活动性感染，并且需做间隔试验，以评估延迟血清反应。HIV 对非梅毒螺旋体试验的影响使治疗波动滴度复杂化，尤其是对于梅毒治疗前的性活跃 HIV 阳性患者。这些患者更是无法确定滴度上升是否由于新感染、治疗不彻底或是由感染 HIV 本身引起，是否重新进行梅毒治疗需临床医生全面分析。

在 HIV 感染的晚期，由于机体免疫力已明显降低，T 细胞功能紊乱，通过抑制 B 细胞，使梅毒血清应答呈阴性，即假阴性。由于一期梅毒的非梅毒螺旋体试验及梅毒螺旋体试验的灵敏度低，因此 HIV 阳性者伴有生殖器病变、而血清学检测结果阴性者不能排除一期梅毒。前带现象可能会导致非梅毒螺旋体试验出现假阴性，该现象更常发生在 HIV 阳性者，但缺乏明确的证据。

此外，感染了 HIV 的患者梅毒血清反应试验的滴度下降速度比较慢，在治疗后 6 个月内滴度不能下降 ≥ 4 倍（2 个稀释度）或者转阴性。

（三）HIV 感染对梅毒治疗方案及疗效的影响

合并 HIV 感染时，由于免疫力受到损害，应用标准的治疗方法不能使之治愈，原因为：①经过治疗后还有极少量的活的梅毒螺旋体隐藏于淋巴结、眼房水、主动脉、脊髓、肝脏等处。②肌肉注射苄星青霉素在脑脊液中达不到杀灭螺旋体的浓度，其梅毒感染始终处于未治疗状态。

在对合并 HIV 感染的梅毒患者治疗方案的选择上，不但要考虑到药物的血液浓度，还应考虑到药物在脑脊液中的有效浓度，以防止发生神经梅毒。针对合并 HIV 感染和未合并 HIV 感染的梅毒治疗首选药物都是青霉素。单独使用苄星青霉素 G 来治疗合并 HIV 感染的梅毒患者，其治疗失败的风险性较高，根据美国的一项随机调查显示，使用苄星青霉素 G 和阿莫西林加丙磺舒治疗合并 HIV 感染的一期梅毒，其血清学复发率高达 18%。在英国推荐使用肌内注射普鲁卡因青霉素 200 万 U 加口服丙磺舒 500 mg，每日 4 次，共 17～21 天。二线的治疗药物包括口服多西环素或阿莫西林加丙磺舒，但在合并 HIV 感染的梅毒患者中，它们在脑脊液中是否能够达到足够的杀灭梅毒螺旋体浓度尚不得而知。头孢曲松钠对脑脊液的渗透性较好，但是当前研究的病例数有限。阿奇霉素在治疗方面的数据也不充分。红霉素因对血脑屏障的通透性较差而不推荐使用。在治愈率方面，有研究显示，经过充分治疗后 12 个月，合并 HIV 感染的梅毒患者和未合并 HIV 感染的梅毒患者治愈率分别为 70% 和 64%。

（四）梅毒患者合并 HIV 感染的处理

1. 所有的 HIV 感染者应做梅毒血清学筛查；所有的梅毒患者应做 HIV 抗体筛查。

2. 常规的梅毒血清学检查可能不能确定诊断时，可以取活检，作免疫荧光染色或镀银染色观察梅毒螺旋体。

3. 所有的梅毒患者，凡有感染 HIV 危险者，均应考虑作脑脊液检查以排除神经梅毒。

4. 对一期、二期及潜伏梅毒推荐用治疗神经梅毒的方案来进行治疗。

5. 对病人进行密切监测及定期随访。

十、血清固定的处理

早期梅毒规范治疗后发生血清固定的患者有不断增加的趋势，国内有报道认为血清固定发生率为 16.07%～17.5%。隐性梅毒发生血清固定率较高，占 23.00%，且隐性梅毒中女性的发生率约为男性的 2 倍，这与近几年来 RPR 普及筛查、跟踪导致隐性梅毒的发病率逐年增高有关。

梅毒血清固定，如果体内残留少量梅毒螺旋体可引起复发。有临床症状复发，仍具有传染性，随病程进展而不断降低，仍有可能引起胎传梅毒发生，可致早产、死产、先天梅毒。有报道当孕妇RPR超过1:4，胎儿天梅毒发生可能性87.5%，而大多数血清固定者在1:4左右。血清固定导致其他疾病易感性增加，如HIV、生殖器疱疹、衣原体、支原体、淋球菌、念珠菌等感染；梅毒血清固定对患者的心理、精神影响很大，消极悲观，甚至轻生。因此，梅毒血清固定患者应予以积极治疗。梅毒血清固定，特别是2年以上的晚期患者，是目前梅毒治疗的难点，常规应用苄星青霉素往往无效。

梅毒血清固定的原因目前仍然不清楚，大多数学者认为：①梅毒螺旋体隐匿感染，15%～40%早期梅毒脑脊液发现梅毒螺旋体，部分神经梅毒无临床症状，而常规苄星青霉素不易进入脑脊液中，而不能完全杀灭脑脊液中梅毒螺旋体；骨梅毒可致血清固定。梅毒螺旋体可进入药物不易到达的隐匿部位（如脑脊髓、骨关节），或形成肉芽组织包裹，而长期潜伏体内，持续释放入血而致血清固定。②药物治疗未能完全杀灭梅毒螺旋，即使青霉素对梅毒治疗最有效，但仍未达到100%血清阴转，而非青霉素药物治疗更易致血清固定，阿奇霉素出现耐药现象。③血清固定与梅毒病程、病期、类型、血清滴度有一定关系。规范治疗发生血清固定一期梅毒3.8%，二期梅毒17.5%，潜伏梅毒40.5%，三期梅毒44%，三期潜伏梅毒56%。④梅毒螺旋体膜多肽抗原、脂蛋白及基因改变，降低外膜蛋白数量及免疫原性，逃避机体免疫应答而不能完全被清除，长期感染，引发血清固定。⑤机体免疫异常，细胞免疫抑制，T细胞总水平降低，$CD4^+T$细胞减少，$CD8^+T$细胞增多，CD4/CD8T细胞平衡失调，B细胞及抗原反应总水平升高，使梅毒螺旋体清除下降而不能被完全清除。⑥合并其他感染与免疫性疾病，如HIV感染，致机体细胞免疫抑制，梅毒螺旋体不能被彻底清除，导致血清固定。

苄星青霉素不易进入脑脊液等隐匿部位，不能完全清除机体残留梅毒螺旋体，对2年以上梅毒血清固定患者无明显疗效。杨文林等应用水剂青霉素2 400万U/d静脉滴注14天，继以苄星青霉素240万U肌注，每周1次，治疗梅毒血清固定患者，治疗后及3个月后、6 个月后测 RPR 所有患者均无下降。该报道提示单纯抗神经梅毒治方案治疗梅毒血清固定无效，单用长效青霉素治疗晚期血清固定也就更难有效了。

对于血清固定病人，如因药物剂量不足或治疗不规范者应该补治一个疗程；进行全面体检，包括神经系统和脑脊液检查，以便早期发现无症状神经梅毒、心血管梅毒。必要时作 HIV 检测。严格地定期观察，包括全身体检及血清随访。如滴度有上升趋势，应予复治。

也可试用下列方法，据报告可能有一定效果：

（1）头孢曲松 1.0 g 静脉滴注，每日 1 次，连用 15 天。

（2）水剂青霉素，每天 2 400 万 U，静脉滴注（每次 400 万 U，每 4 小时 1 次），连续 14 天，然后给予苄星青霉素，每周 240 万 U，肌内注射，共 3 次。

（3）常规肌注苄星青霉素，合并使用 10％碘化钾口服，每次 10 mL，每日 3 次，连续 1 个月。

对于经过多次复治的血清固定，迄今尚无更有效的治疗方法。在经过详细的检查，特别是排除了心血管、神经和内脏梅毒后，应停止治疗，告诉患者不必过于担心，解除顾虑，定期随访。

十一、吉海氏反应的处理

又称疗后剧增反应，吉海反应的发热以低度发热为主，常表现为发热、寒战，头痛、乏力、肌痛、心跳加快、皮损加重，少数患者可出现恶心、腹痛、呕吐等。反应发生在早期梅毒，反应时硬下疳可以出现肿胀，二期梅毒疹加重。

吉海反应系梅毒治疗时大量螺旋体被杀死，放出异性蛋白所致。于投药后数小时发生，表现有高热、头痛、寒战、肌痛、心动过速、中性粒细胞增加、血管扩张伴有轻度低血压。皮损加重，偶尔亚临床的或早期的皮损可在反应期首次明显出现。HIV 阳性的梅毒患者，其反应发生率高于阴性患者。吉海反应并非抗梅毒治疗的特有反应，在其他细菌感染的疾病中也会发生。首次治疗后出现反应时间，一般认为在数小时之内，但有少数在治疗后 48 小时甚至 72 小时开始出现反应，甚至有患者在第 2 次注射后出现反应。通常认为吉海反应在 24 小时内缓解。

避免吉海反应以预防为主。世界卫生组织（WHO）主张治疗前 1 天口服强的松，一般采用的预防方案是每日 20 mg，分 2 次给药，连续 3 天。出现反应后，对症处理，给予解热镇痛药物，必要时住院输液治疗。国内使用青霉素必须先做皮试，故皮试前服用泼尼松可能会影响皮试的结果。目前国外在尝试用细胞因子预防吉海反应，但疗效还不明确。有报道采用首日小剂量青霉素逐日递增法或患者在青霉素皮试之后即刻服用强的松，数小时后注射青霉素，可以减少吉海反应的发生。

该反应可能导致孕妇早产或胎儿宫内窒息，应该给予必要的医疗监护和处理，但是不能因此不治疗或推迟治疗。

第五章

梅毒病例报告

　　病例报告往往是识别一种新的疾病或暴露的不良反应的第一个线索，许多疾病都是首先通过病例报告被发现的。病例报告是传染病监测系统的重要组成部分，一个完整的传染病监测系统应该包括监测网络、原始数据记录与报告系统、数据的管理系统等，其中原始数据的记录与报告系统即为病例报告系统。该系统的敏感性和完善程度将直接决定着某种传染病监测的敏感性和真实性。如发现艾滋病的过程，就说明病例报告在识别新的疾病和形成关于可能的危险因素的假设上的作用。1980 年 10 月到 1981 年 5 月间，在美国洛杉矶既往健康的年轻男性同性恋者中发现了 5 例卡氏肺孢子虫肺炎（Pneumocystis carinii pneumonia, PCP）。这种肺类以往只在免疫系统受抑制的老年癌症病人中发生，通常是化疗的结果，并且男女发病机会相等。但这些报告病例还是引起了美国疾控中心的重视，他们提出了假设，并开始了一项监测项目来定量地分析这个问题。该项目的实施很快证实了同性恋者中有发生这种综合征的高度危险。在此以后的病例报告中又进一步发现艾滋病还可在经静脉使用毒品者中及接受输血和血液制品者中经血传播。随后，又认识了许多艾滋病的特殊危险因素，并证实了人类免疫缺陷病毒（HIV）传播艾滋病的作用。病例报告实际是我们监测罕见事件的唯一手段，常能激发人们去研究某种疾病或现象。

第一节 病例报告概述和目的

一、概念

病例报告是指提供疾病病例诊断的医疗卫生机构，其医务人员在日常的病例诊疗活动中，每诊断一例新发或初发病例，或新诊断病例，在规定时限内向法定机构报告病例的过程。在我国，接受疾病病例报告的法定机构一般为疾病预防控制机构，有的地区为皮肤病性病防制机构。江苏省接受疾病病例报告的法定机构为各级疾病预防控制机构。

二、目的和作用

合格完整的病例报告可以达到以下主要目的：

1. 监测疾病的发病趋势。这是病例报告的第一目的，可以汇总某一地区的所有疾病报告病例，判断该疾病的发病趋势，为相关部门制定切实有效的疾病控制政策和评估疾病防制效果提供科学依据。

2. 掌握疫情的三间分布及流行的影响因素。通过疾病病例报告可以提供其发病人群、地区与发病时间分布及其影响因素等信息，通过这些信息可以找出疾病防治的重点和切入点。

3. 提供患者及其性伴管理所需的信息，以便开展传染源的追踪、个案流行病学调查等。如开展对胎传梅毒的病例追踪和流行病学调查，减少梅毒对新生儿或儿童的危害，降低梅毒对家庭和社会的恶劣影响等。

4. 为疾病预防控制机构提供疾病疫情信息，并为制定落实疾病控制策略和措施开展的项目计划和管理提供依据。

5. 为医疗机构的药品采购管理提供信息。如有的医疗机构实行抗生素种类控制，既往并未采购治疗梅毒的药品，如苄星青霉素，其理由是没有发现梅毒病例；而在其医疗服务过程中连续发现并报告梅毒病例，由于缺乏治疗药物，给医疗服务中带来诸多不便，也会引起患者对医院的不满和投诉，所以此信息可以促使医院采购梅毒的治疗药物。

三、类型和特点

病例报告既可以按照病因报告也可以按照病症报告，这取决于临床诊疗机构的实验室检测能力。在没有实验室条件或实验室诊断能力的地区和国家，病症病例报告是唯一的选择。我国实行的是病因病例报告类型。

无论是病因病例报告还是病症病例报告，均需对疾病的病症和病因有明确的具有可操作性的病例报告定义，并且要保证所有参与监测的机构和人员均能理解和掌握疾病的病例定义。

按照报告地区或机构范围及管理工作分类，病例报告可以分为三种形式：普遍的病例报告、哨点地区病例报告和哨点病例报告。不同地区可根据本地实际情况开展不同形式的病例报告，也可同时使用三种类型的病例报告方法，相互补充，互为印证。

（一）普遍的病例报告及其特点和适用条件

1. 概念

普遍的病例报告是指在一个国家或确定的地理行政区，每诊断一例特定的病例均需报告到法定机构（如疾病预防控制机构或皮肤病性病防治机构）。普遍的病例报告可以获得每一时期诊断为特定病例的病例数及其特征资料，并可以获得该地区最低发病率的资料。普遍的病例报告是以全人群为基础的病例报告，在一个国家普遍的病例报告即为全国性的病例报告，又称为常规病例报告。要开展普遍的病例报告一般需国家法律规定，否则难以执行；如果是法律规定的病例报告则为法定报告。

2. 特点

普遍的病例报告具有以下主要特点：

（1）病例报告由医疗机构指定人员或实验室指定人员报告。

（2）报告具有法律义务或在某种合作基础上进行；除法定的病例报告以外，公共卫生机构对罕见或具有地域性质疾病的监测往往采用与常发地的医疗机构合作开展病例报告的方式，合作基础的病例报告对及时发现该地理行政区的相关病例报告的资料并制定相应的防控策略是非常有必要的。

（3）逐例报告，或者定期（按天、周、月）报告。

（4）报告是连续的，只要为诊断病例，每天均需报告。这是普遍的病例报告最显著的特点，可连续的掌握和分析报告病例的发病率和相关病例资料，为制定相关疾病的控制策略和措施提供依据。

3. 适用条件

（1）该地区所有参与病例诊断的医疗卫生机构受到相关管理部门的行政约束和管理，或人群由少数病例诊疗工作者提供医疗服务，如一个小岛，一个社区，或一个有高度集中管理的公共卫生初级卫生服务机构的区域。

（2）该地区绝大多数医疗卫生机构均有能力登记和报告所诊断的病例；故一个疾病病例的发生、诊疗和报告需相关部门做大量的培训，让病例报告人员掌握病例报告的流程和技巧，这是保证病例报告完整性、真实性和及时性的重要保障。

（3）在一个国家开展普遍的病例报告需要有法律保障，并要有强有力的监督检查系统。在我国，对所有法定传染病病例报告在《中华人民共和国传染病防治法》中有相应规定，其中即有梅毒和淋病，为国家法定报告的乙类传染病，对某地区需要开展的某种病例报告，该地区行政部门会有相应的地方法规性文件作为保障。

（二）哨点地区病例报告和特点

1. 概念

普遍的病例报告往往存在严重低病例报告的可能，且其报告数据的准确性可能存在问题。所以，解决这一问题的方法就是选一些具有代表性的区域建立相应哨点，实行哨点地区病例报告。在哨点地区内所有参与病例诊疗的机构均标准化报告病例并得到强化的病例诊疗、报告和监测检测等方面的培训，因此该病例报告方式又称为加强了的病例报告。在我国，将哨点地区称为监测点，所以哨点地区病例报告又称为监测点病例报告。从 2008 年开始，全国设立并运行了 105 个国家级性病区域监测点，这些监测点在全国性病发病率上有相应地区的代表性，在这些监测点加强性病诊疗、病例报告和性病监测检测等方面的培训，并实行哨点地区病例报告模式。

2. 特点

由于哨点地区的医疗机构在相关疾病的诊疗、报告等方面均得到标准化，实验室的检测条件和能力也得到了强化，因此其病例报告的结果更准确可靠，可获得被监测地区以人口为基数的准确可靠的疾病发病率。如我国 105 个性病区域监测点中梅毒病例报告数与全国梅毒病例报告数的年均增长情况显著不同。但哨点地区病例报告也有其不足，如哨点地区的代表性问题，经费保障问题等。

（三）哨点病例报告特点及其使用条件

1. 概念

哨点病例报告是指在选择的哨点（如性病门诊、妇产科门诊、泌尿科门诊等）开展病例报告。在选择的哨点中对病例进行常规检测和诊断，以收集每例被检测病例的资料，并且定期进行汇总和分析。在选择的哨点中，需要验收合格的实验室，否则无法开展监测病例的常规检测。

2. 特点

（1）可发现就诊人群的所有病例，无论有无症状，资料准确可靠。

（2）可获得比常规病例报告更高的数据质量，特别是哨点工作人员均接受过病例诊疗、报告等方面的标准化培训，并建立一个数据系统来提高数据的质量和使用。

（3）哨点病例报告资料全面详尽，哨点病例报告可比一般病例报告系统获得更多、更详尽的病例数据。

（4）哨点病例报告报告充分，病例漏报较少。

3. 适用条件

哨点病例报告适用于地理范围小且病例就医流动性小的地区，因为其少数临床诊疗服务点就可以满足患者诊疗服务要求，其报告的数据能真实地反映本地监测性病的发病情况。如果哨点缺乏实验室检测条件，则不能作为哨点存在；如果一个地区的诊疗机构很多，且实验室检测条件和水平参差不齐，则不宜开展哨点病例报告工作。

第二节　梅毒病例报告的信息收集

一、梅毒病例定义

根据《中华人民共和国传染病防治法》，梅毒和淋病为乙类传染病，其中确诊病例为《传染病报告卡》中的实验室诊断病例。梅毒的病例定义采用的是卫生部颁布的卫生行业诊断标准——《梅毒诊断标准》（WS 272-2007）。梅毒分为一期梅毒、二期梅毒、三期梅毒、隐性梅毒和胎传梅毒。梅毒诊断原则应根据流行病学史（接触史）、临床表现和实验室检查结果等进行综合分析后下诊断结论；梅毒临床分期应根据其临床特点和血清检测结果判定。

（一）一期梅毒

1. 流行病学史

有多性伴，不安全性行为；或性伴有梅毒感染史。

2. 临床表现

（1）硬下疳：潜伏期一般为 2～4 周。一般为单发，但也可多发；直径约 1～2 cm，圆形或椭圆形浅在性溃疡，界限清楚、边缘略隆起，疮面清洁；触诊基底坚实、浸润明显，呈软骨样的硬度；无明显疼痛或触痛。多见于外生殖器部位。

（2）腹股沟或患部近卫淋巴结肿大：可为单侧或双侧，无痛，相互孤立而不黏连，质硬，不化脓破溃，其表面皮肤无红、肿、热。

3．实验室检查

（1）暗视野显微镜检查：皮肤黏膜损害或淋巴结穿刺液可查见梅毒螺旋体。

（2）非梅毒螺旋体抗原血清学试验：阳性。如感染不足 2～3 周，该试验可为阴性，应于感染 4 周后复查。

（3）梅毒螺旋体抗原血清学试验：阳性。

4．病例定义

（1）疑似病例：应同时符合 1，2 和 3 中的（2）项。

（2）确诊病例：应同时符合疑似病例的要求和 3 中的第（1）项或第（3）项。

（二）二期梅毒

1．流行病学史

有多性伴，不安全性行为；或性伴有梅毒感染史，或有输血史。

2．临床表现

可有一期梅毒史，病期在 2 年以内。

（1）皮损呈多形性，包括斑疹、斑丘疹、丘疹、鳞屑性皮损、毛囊疹及脓疱疹等，常泛发对称。掌跖部易见暗红斑及脱屑性斑丘疹。外阴及肛周皮损多为湿丘疹及扁平湿疣。皮损一般无自觉症状，可有瘙痒。口腔可发生黏膜斑。可发生虫蚀样脱发。二期复发梅毒，皮损局限，数目较少，皮损形态奇异，常呈环状或弓形。

（2）全身浅表淋巴结肿大。

（3）可出现梅毒性骨关节损害、眼损害、内脏及神经系统损害等。

3．实验室检查

（1）暗视野显微镜检查：二期皮损尤其扁平湿疣、湿丘疹及黏膜斑，易查见梅毒螺旋体。

（2）非梅毒螺旋体抗原血清学试验：阳性。

（3）梅毒螺旋体抗原血清学试验：阳性。

4．病例定义

（1）疑似病例：应同时符合 1，2 和 3 中的（2）项。

（2）确诊病例：应同时符合疑似病例的要求和3中的第（1）项或第（3）项。

（三）三期梅毒

1. 流行病学史

有多性伴，不安全性行为，或性伴有梅毒感染史。

2. 临床表现

可有一期或二期梅毒史。病期2年以上。

（1）晚期良性梅毒：皮肤黏膜损害，头面部及四肢伸侧的结节性梅毒疹，大关节附近的近关节结节，皮肤、口腔、舌咽的树胶肿，上腭及鼻中隔黏膜树胶肿可导致上腭及鼻中隔穿孔和鞍鼻。骨梅毒，眼梅毒，其他内脏梅毒，可累及呼吸道、消化道、肝脾、泌尿生殖系统、内分泌腺及骨骼肌等。

（2）神经梅毒：可发生梅毒性脑膜炎、脑血管栓塞、麻痹性痴呆、脊髓痨等。

（3）心血管梅毒：可发生单纯性主动脉炎、主动脉瓣闭锁不全、主动脉瘤等。

3. 实验室检查

（1）非梅毒螺旋体抗原血清学试验：阳性。

（2）梅毒螺旋体抗原血清学试验：阳性。

（3）脑脊液检查：白细胞计数 $\geqslant 10 \times 10^{6}$/L，蛋白量 > 500 mg/L，且无其他引起这些异常的原因。脑脊液 VDRL 试验或 FTA-ABS 试验阳性。

（4）组织病理检查：有三期梅毒的组织病理变化。

4. 病例定义

（1）疑似病例：应同时符合1，2中的任一项和3中的第（1）项。

（2）确诊病例：应同时符合疑似病例的要求和3中的第（2）、（3）、（4）任一项。

（四）隐性梅毒

1. 流行病学史

有多性伴，不安全性行为；或性伴有梅毒感染史。

2. 临床表现

无任何梅毒性的症状和体征，可分为早期隐性梅毒和晚期隐性梅毒。

（1）早期隐性梅毒：病期在2年内，根据下列标准来判断：①在过去2年内，有明确记载的非梅毒螺旋体抗原试验由阴转阳，或其滴度较原先升高达4倍或更高。②在过去2年内，有符合一期或二期梅毒的临床表现。③在过去2年内，有与疑似或确诊的一期或二期梅毒，或疑似早期隐性梅毒的性伴发生性接触史。

（2）晚期隐性梅毒：病期在2年以上。无证据表明在既往2年中获得感染。无法判断病期者亦视为晚期隐性梅毒处理。

3. 实验室检查

（1）非梅毒螺旋体抗原血清学试验：对于无既往梅毒史者，非梅毒螺旋体抗原试验阳性。对于有既往梅毒治疗史者，与前次非梅毒螺旋体抗原试验结果相比，本次试验结果阳转或其滴度升高4倍或更高，其滴度一般在1∶8以上。

（2）梅毒螺旋体抗原血清学试验：阳性。

（3）脑脊液检查：无异常发现。

4. 病例定义

（1）疑似病例：应同时符合1，2和3中的第（1）项。

（2）确诊病例：应同时符合疑似病例的要求和3中的第（2）和第（3）项。

（五）胎传梅毒

1. 流行病学史

生母为梅毒患者或感染者。

2. 临床表现

（1）早期胎传梅毒：一般在2岁以内发病，类似于获得性二期梅毒，发育不良，皮损常为水疱-大疱、红斑、丘疹、扁平湿疣；梅毒性鼻炎及喉炎；骨髓炎、骨软骨炎及骨膜炎；可有全身淋巴结肿大、肝脾肿大、贫血等。

（2）晚期胎传梅毒：一般在2岁以后发病，类似于获得性三期梅毒。出现炎症性损害（间质性角膜炎、神经性耳聋、鼻或腭树胶肿、克勒顿关节、胫骨骨膜炎等）或标记性损害（前额圆凸、马鞍鼻、佩刀胫、胸锁关节骨质肥厚、赫秦生齿、口腔周围皮肤放射状裂纹等）。

（3）胎传隐性梅毒：即胎传梅毒未经治疗，无临床症状，梅毒血清学试验阳性，脑脊液检查正常，年龄小于2岁者为早期胎传隐性梅毒，大于2岁者为晚期胎传隐性梅毒。

3. 实验室检查

（1）暗视野显微镜检查：在早期胎传梅毒儿的皮肤黏膜损害或胎盘中可查到梅毒螺旋体。

（2）非梅毒螺旋体抗原血清学试验：阳性，其抗体滴度等于或高于母亲4倍及以上。但低于该值并不排除胎传梅毒。应取婴儿血进行检测，而不是脐带血。

（3）梅毒螺旋体抗原血清学试验：阳性。应取婴儿血进行检测，而不是脐带血。

4. 病例定义

（1）疑似病例：应同时符合1，2和3中的第（2）项。

（2）确诊病例：应同时符合疑似病例的要求和3中的第（1）或（3）中的任一项。

二、医生需要收集的信息

梅毒是法定报告的乙类传染病，2004年《中华人民共和国传染病防治法》修订及全国传染病疫情报告使用中国疾病预防信息系统机型网络直报以后，梅毒等性病病例的报告均使用《中华人民共和国传染病报告卡》（下称《传染病报告卡》）收集信息，并通过网络进行报告。医生是传染病防治的主体之一，是传染病防治的"哨兵"，所以医生对梅毒诊断是否规范、报告是否符合要求，将直接决定着传染病疫情的走势和准确。所以在梅毒的病例报告中，医生需要收集梅毒患者的以下主要信息。

（一）姓名

这是患者在就诊过程中需要提供的主要信息之一，由接诊医生将该信息登记于门诊日志中。待患者实验室检测结果出来以后，综合流行病学史、临床表现和实验室检测结果，下诊断结论后，该姓名信息将填写于《传染病报告卡》的"患者姓名"一栏中。若患者为新生儿，可以使用其父母任一方的姓名代替。2013年由卫生部颁发的《性病防治管理办法》中，并未要求患者要实名就诊，故姓名一栏患者可以使用化名或假名。但医生要尽量询问到患者的真实姓名，以便于后期的随访观察。

（二）性别

这也是患者在就诊过程中需要提供的主要信息之一，由接诊医生将该信息登记于门诊日志中。待下诊断结论后，该性别信息将填写于《传染病报告卡》的"性别"一栏中。由于目前并未要求患者要实名就诊，故身份证信息可以不收集。

（三）出生日期（年龄）

这也是患者在就诊过程中需要提供的主要信息之一，由接诊医生将该信息登记于门诊日志中。待下诊断结论后，该年龄信息将填写于《传染病报告卡》的"出生日期"一栏中。出生日期可以使用患者实足年龄代替，新生儿年龄信息要精确到天。该信息对于性病疫情管理部门的疫情分析将十分重要，直接影响到梅毒控制策略和措施的制定，所以该信息要求准确无误。

（四）归属地

这是患者需要提供的重要信息。待下诊断结论后，该归属地信息将填写于《传染病报告卡》的"病人属于"一栏中。该信息是梅毒疫情分析中"三间分布"的重要内容，该信息对于提供梅毒疫情的地区分布特征，对性病疫情管理部门分析疫情特点、制定有侧重点的防控策略十分重要。

（五）现住址

这是患者在就诊过程中需要提供的主要信息之一，由接诊医生将该信息登记于门诊日志中。待下诊断结论后，该现住址信息将填写于《传染病报告卡》的"现住址（详填）"一栏中。在病史咨询过程中，医生要将现住址记录下来，并精确到乡（镇、街道）。对于胎传梅毒患者要精确到门牌号，以便于后期的随访。

（六）患者职业

该信息是分析梅毒疫情特点的必需信息。对性病疫情管理部门分析疫情特点、制定有侧重点的防控策略十分重要。

（七）病例分类

梅毒的确诊病例是实验室诊断病例，在只有非梅毒螺旋体抗原血清学试验结果阳性时，可以诊断为疑似病例。但无临床诊断病例、病原携带者和阳性检测。

（八）发病和诊断日期

这是判断疾病进程的重要依据，也是疫情管理部门在审查梅毒报病及时性的关键信息，所以，接诊医生要将该信息如实地填写在《传染病报告卡》的"发病日期"和"诊断日期"一栏中。

（九）梅毒分期

根据患者流行病学史、临床表现和实验室检测结果，将梅毒分期信息填写于《传染病报告卡》的"乙类传染病——梅毒"一栏中。梅毒的分期有其严格的病例定义（详见第四章），在该填写栏中，医生要严格按照自己的诊断结论填写，梅毒的分期错误将直接影响到梅毒防控策略和措施的制定，如一期梅毒和二期梅毒是反映梅毒疫情走势的重要依据，如某些地区将所有梅毒分期都填写为一期或二期，这将直接影响该地区梅毒疫情的评估，也将导致错误的梅毒防控策略和措施的实施。

（十）签名

医生在填写完成《传染病报告卡》的患者相关信息后，在《传染病报告卡》中签名，并填写报告单位和联系电话，以备在网络直报过程中有问题可以及时询问和疫情管理部门的督导检查。

三、防保人员需要收集的信息

在传染病防制中，医疗机构预防保健工作人员（下称防保人员）的作用越来越受到重视，一般情况下，他们承担着本医疗机构传染病病例包括梅毒病例的收集、审核和网络直报工作，工作量大、工作细节多，在传染病防治管理中承担着重要角色，其在传染病防制中的作用是不可或缺的。

（一）《传染病报告卡》的收集

在医疗机构中，防保人员承担着《传染病报告卡》的收集工作。《中华人民共和国传染病防治法》规定，乙类传染病的报告时限为不超过 24 小时，所以一般情况下，只要在当日下班前将梅毒诊断病例的《传染病报告卡》收集并报告均符合报告规范。在传染病报告量大的医疗机构，防保人员可以每日的上午和下午各收集报告一次，这样可以避免因下午集中收集和报告引发的错报和漏报现象。

（二）门诊日志的核对

防保人员在收集《传染病报告卡》时要对医生所填写内容进行初步审核，主要审核查看门诊日志与《传染病报告卡》所填内容是否一致，如有不一致，要及时和接诊医生核对，并请医生修改更正。特别需要注意的是审核查看病例报告的患者是否为复诊，复诊患者是不需要再次报告的。

（三）实验室检测结果的核对

防保人员在收集到《传染病报告卡》后，要及时到检验部门核对梅毒检测结果，对不符合梅毒诊断标准的检测结果要及时与接诊医生和实验室检测人员进行沟通。

第三节　梅毒病例报告流程

首先，首诊医生要根据梅毒就诊者的病史、临床表现和实验室检测结果，按照卫生部颁发的《梅毒诊断标准》，对梅毒患者做出准确诊断，并按照病例报告的要求进行病例分类。接诊医生在诊疗过程中要及时将就诊信息记录于门诊日志。门诊日志填写要规范认真，字迹要清楚工整。门诊日志需要填写的内容主要为：姓名、年龄、性别、职业、所在地区、临床主要表现、实验室检测结果、诊断结论和病例类型，如实验室确诊病例、疑似病例等，同时还要填写梅毒的分期信息。合格完整的门诊日志对于梅毒病例的追踪随访和特殊情况下的病例调查都将起到关键性的作用。

一、传染病报告卡的填写

首诊医生在首次确诊梅毒病例时，都要及时填写《传染病报告卡》，同时将病例信息登记于传染病疫情登记簿上。执行其他职务的人员由于容易发生填写错误，不宜填写传染病报告卡。在填写报告卡时应注意，当一个病人合并感染除梅毒以外的其他性病时，每一种性病需填写一张报告卡。使用钢笔或签字笔填写报告卡，不准使用铅笔。在报告卡的相应选项前的"□"中打"√"，尤其是不同期别的梅毒填写时应特别注意，填写要准确，字迹清楚，无逻辑错误，内容要完整，尽可能减少"不详"选项的填写；填写完成后应由填写医生签名。填写传染病报告卡时应注意以下主要事项：

（一）填卡人

《中华人民共和国传染病防治法》赋予了《中华人民共和国传染病报告卡》一定的法律地位和效应，任何填写该报告卡的个人均要承担相应的法律义务和责任。所以，传染病报告卡的填写一定是由首次接诊并下诊断结论的临床医生填写，因为他们对患者的相关信息掌握全面，可以对该病例的信息负责。在某些医疗机构，报告卡由当值护士根据医生的门诊日志填写，这不仅不符合法律规定的精神，而且还特别会引起患者信息错误，为后期病例的追踪带来诸多不便，如因该病例引起了法律纠纷，则接诊的临床医生和填写报告卡的护士可能均要承担相应的法律后果。

（二）逻辑性

传染病报告卡收集的信息较多，所以要注意所填写的内容一定要真实，这样一般就不会有逻辑上的错误。一旦病人在就诊过程中提供了虚假信息，填卡医生要根据病人就诊的基本情况，甄别信息真伪，避免在填卡时产生逻辑错误。

（三）完整性

一个合格的传染病报告卡，所有"*"标记的选项均为必填内容，都必须有病人相应的信息。若无相应信息，在上网报告时，报告系统会指示错误而无法报告。另外，根据中国疾控中心相关文件要求，性病病例报告卡的填卡人和填卡日期也为必填内容。

（四）病例分类

梅毒的确诊病例为实验室确诊病例，只有非梅毒螺旋体抗原血清学试验结果阳性的患者为疑似病例，无临床诊断病例、病原携带者和阳性检测。所以这也是在填卡过程中经常容易填错的地方；另外，梅毒的期别也应填写正确，要在该患者分期前的"□"中打"√"，避免出现在2种或2种以上的分期前的"□"中打"√"。如将70多岁的老年人报告为胎传梅毒患者，将只有1月龄的新生儿报告为隐性梅毒等，这些不仅仅是病例分类的错误，也是一个严重的逻辑错误。

二、传染病报卡的审核

医疗机构防保人员在收集到传染病报告卡时，首先应做好收集记录，并将传染病报告卡上的信息与门诊日志的信息进行核对，以确定报告病例为首诊病例或新发病例。每次收卡和验卡以后，收卡人和医生双方均应在专门设立的传染病报告卡收集登记簿上签字确认。对于收集到的复诊和复发病例的传染病报告卡，应做好记录并保存完好，并注明为复诊或复发病例，不进行网络直报。

防保人员收集传染病报告卡后，网络报告前，要对报卡的错项、漏项、逻辑错误等进行检查，对有疑问的报告卡必须及时向填卡医生进行核实，对发现有问题的报卡要及时做好记录，并与填卡医生协商后共同解决。

在传染病报告卡网络直报前，应对报告病例的实验室检测结果进行核对，以确定该病例的诊断能完全符合梅毒诊断标准。对于实验检测结果不能完全支撑诊断结论的，要及时与填卡医生进行沟通，以免过度报告。如有的报告病例仅仅使用了梅毒螺旋体抗原血清学试验阳性就进行了报告；有的病例报告是在血源筛查中发现的，并未经过临床医生的诊断等，一旦遇到上述各种不完全符合梅毒诊断标准的情形，也同样要与填卡人进行沟通，并做好记录，待该病例确诊以后再决定是否需要网络直报。

三、传染病报告卡的录入

按照国家相关要求，传染病实行网络直报，均使用"中国疾病预防控制信息系统"进行报告。一般来说每个医疗机构均有该医疗机构的网络录入、浏览终端，医疗机构防保人员均可使用电脑登录"中国疾病预防控制信息系统"进行网络录入。无上网条件的医疗机构可以将传染病报告卡寄送至当地的疾病预防控制机构，由后者的相关工作人员进行在线网络录入。在录入时要注意以下主要事项。

（一）传染病报卡检查

在传染病报告卡录入前要再次核对报卡内容，以确定报卡无错项、漏项、逻辑错误，必填内容已经填写完整，医生填写字迹清晰完整并可以辨认等事项，以免在报告时出现问题与填卡人沟通而耽误录入时间。

（二）一致性

这是在传染病网络报告质量检查中的必查内容。防保人员在网络录入时一定要如实的将医生所填写内容录入"中国疾病预防控制信息系统"中，不能出现网络录入内容与传染病报告卡内容不一致的现象。在录入过程中若出现错误录入要及时纠正，提高传染病报告的质量。

（三）及时性

按照传染病防治法的要求，梅毒病例在确诊以后的 24 小时内必须上网报告。所以防保人员在收集核对完报卡后要及时进行网络报告。在实际工作中发现，在有的传染病病例少的医疗机构防保人员，在收集完卡片后并不急于报告，而在一周内集中报告，这样就会产生传染病病例报告不及时的问题，影响了报告质量。更有甚者，在疾病预防控制机构到该医疗机构开展传染病报告质量检查时，个别防保人员为达到及时报告的目的，私自大量涂改梅毒病例报告卡上的诊断时间，造成了报卡与门诊日志和实验室检验日期不一致，严重影响了疾病预防控制机构对梅毒疫情的正确评估和管理，是应该坚决予以杜绝的。梅毒病例报告的及时性，也是疫情管理考核的重要指标之一。

（四）网络核查

医疗机构防保人员在网络直报结束后，要对所录入内容与传染病报卡上的内容再次进行核对，以避免出现网络录入内容与传染病报告卡内容不一致的现象。有的医疗机构人员在录入时没有认真录入，录入后发现错误后将原来所报告病例删除，然后再重新报告，但其删除病例会保留在"中国疾病预防控制信息系统"的"删除病例"中，并不会完全从网络信息系统中移除。所以，在进行病例报告前、网络录入时都要认真核对，以确保所报告病例的真实性、完整性、及时性和一致性。一个医疗机构删除病例比例过高也反映了该医疗机构在传染病疫情管理中存在报告质量不高、管理松懈等情况，这也是疾病预防控制部门进行疫情管理考核的重要指标之一。

四、传染病报告卡的订正和补报

医疗机构医生对梅毒诊断发生诊断变更，或发现填卡错误，或收到当地疾病预防控制部门有关报卡错误的反馈信息时，应及时进行订正。在传染病报告卡"订正"选项前的"□"中打"√"，并做订正病例报告。对于梅毒疑似病例，应尽可能地通过随访和实验室检测进行确诊，疑似病例一旦确诊，就需要进行订正报告。

医疗机构防保人员要定期对相关科室进行传染病病例报告的巡查和自查，一旦发现漏报，应及时进行补报。

五、病例报告的网络审核

疾病预防控制机构相关职能或业务科室工作人员负责对网络报告的梅毒病例进行审核，审核无误后，于24小时内通过网络对报告信息进行确认。只有通过审核确认后的报告卡才为有效报告卡，在进行传染病疫情分析时，系统才会对其进行统计。疾病预防控制机构工作人员在开展网络审核时要注意以下主要内容。

（一）及时性

按照传染病防治法的要求，梅毒属于乙类法定报告传染病，梅毒病例在网络报告以后，须于 24 小时内审核。疾病预防控制机构会定期对网络审核状态进行核查。这也是梅毒疫情管理考核的重点内容之一。

（二）完整性

疾病预防控制机构负责网络审核的工作人员应特别注意梅毒病例报告的完整性，对于报卡不完整，或有疑问的报告信息应及时向报告单位或报告人进行核实并做好相关记录。

（三）逻辑性

疾病预防控制机构负责网络审核的工作人员应特别注意梅毒病例报告的逻辑性。网络审核时病例报告进入疫情库的最后一道防线，守好这道防线，对于提高梅毒病例报告质量和准确估计梅毒疫情至关重要。但现实的情况却不容乐观，一般情况下，疾病预防控制机构负责网络审核的工作人员要负责本辖区所有传染病病例报告的审核，他们往往缺乏对某种特定病种的诊疗知识，所以在审核时很难把握其逻辑性，这在客观上造成了不符合逻辑的病例通过了审核；在主观上，疾病预防控制机构负责网络审核的工作人员在审核病例时往往流于形式，不对病例进行仔细浏览核查，而是直接就点击通过审核。如在梅毒病例报告中，经常会见到新生儿的隐性梅毒病例报告、也会发现有 70 岁以上的老年胎传梅毒病例的出现，这些病例报告在网络审核时是非常容易被发现并及时可以纠正，之所以通过网络审核，就是因为疾病预防控制机构负责网络审核的工作人员没有认真把关造成的。

（四）严肃性

网络报告病例的审核是法律赋予疫情管理部门的责任，对任何一例梅毒病例都要认真审核。对审核时有疑问的病例要及时向报告单位或报告人进行核实并做好相关记录，在非特殊情形下，不能轻易删除医疗机构报告的梅毒病例。在我们实际工作中发现有个别基层疫情管理机构为保持本辖区总的传染病疫情处于较低水平而随意删除梅毒、淋病等报告病例的情况。一旦这些病例遭到随意删除，一方面会在上级疫情管理部门来开展漏报调查时造成医疗机构的传染病漏报率增高，另一方面也会造成对该地区梅毒疫情的严重低估，甚至会影响上级卫生行政部门对梅毒防治策略和措施的制定，从而产生严重后果，造成梅毒在该地区的快速流行和蔓延。

第四节　梅毒病例报告的管理

自 2004 年 1 月 1 日实现传染病与突发公共卫生事件网络直报以来，我国疾病监测管理工作发生了质的飞跃，传染病疫情信息的收集、分析、反馈和利用得到了极大的改善。同时，随着国家疾病控制信息化建设系统的不断完善，县区级及以上医院死亡病例也已自 2004 年 4 月 26 日起实现了网络直报管理。但随着工作的深入，我们也发现网络直报管理中尚存在不少的问题，如传染病疫情报告中的漏报与迟报、传染病暴发预警的灵敏性有待提高等问题。与上述所有传染病疫情管理存在的问题一样，在梅毒的病例报告管理中也存在一些亟待解决的问题，如梅毒病例的漏报、误报、重复报告，尚有部分医疗机构医务人员对梅毒病例报告意识淡漠等，这些都是在梅毒病例报告管理中暴露出来的问题。在我国东部沿海省市，梅毒病例报告数一直是居高不下，存在梅毒快速流行的危险，所以，加强梅毒病例报告管理是梅毒疫情管理的重要环节，是控制梅毒流行的关键措施。

一、梅毒病例报告的时限要求

根据卫生部颁发的《传染病信息报告管理规范》，在患者被诊断为梅毒后，应于 24 小时内进行网络直报；没有上网条件，不能进行网络直报的医疗卫生单位在诊断梅毒病例后，应于24小时内将传染病报告卡寄至所在辖区的县级疾病预防控制机构，县级疾病预防控制机构收到传染病报告卡后，应于2小时内通过网络直报。

二、信息报告系统的权限分配

根据国家要求，传染病报告管理原则是属地管理。各医疗卫生机构网络直报用户权限均由属地疾病预防控制机构分配；军队医疗卫生机构向社会公众提供医疗服务时，发现梅毒等传染病疫情，应当向属地的县级疾病预防控制机构报告。疾病预防控制机构的性病科或性病艾滋病科网络直报管理用户权限由本单位的传染病疫情信息系统管理科室进行分配。对于由皮肤病性病防治管理机构管理性病疫情的地区，其网络直报用户权限和性病疫情网络直报管理权限由同级疾病预防控制机构分配。

各级疾病预防控制机构负责辖区内信息报告系统用户权限的维护，制定相应的制度，加强对信息报告系统的账户安全管理；信息报告系统使用人员未经许可，不得转让或泄露信息报告系统操作账号和密码。发现账号、密码已泄露或被盗用时，应立即采取措施，更改密码，同时向上级疾病预防控制机构报告；各地应建立健全传染病疫情信息查询、使用制度。未经同级卫生行政部门批准，不得扩大系统使用的范围和权限，其他政府部门和机构查询传染病疫情信息资料，应经同级卫生行政部门批准。

三、传染病报告卡的印制和保障

一般由当地的疾病预防控制机构印刷《传染病报告卡》和《传染病疫情登记簿》。按照国家相关要求，《传染病报告卡》应以A4纸印刷。在国家级性病监测点地区的疾病预防控制机构，在印制《传染病报告卡》时，应在"其他法定管理及重点监测传染病"一栏中印刷上"生殖道沙眼衣原体感染、尖锐湿疣和生殖器疱疹"三种性病。在印制《传染病报告卡》和《传染病疫情登记簿》时要使用质量相对好的纸张，以保证在用签字笔书写时不出现字迹模糊，同时也有利于纸张的长时间保存。

当地疾病预防控制机构应及时、定期将《传染病报告卡》与《传染病疫情登记簿》分发到辖区内各医疗机构，保证报告卡和疫情登记簿的供应。在分发《传染病报告卡》和《传染病疫情登记簿》时，应做好分发记录，主要包括分发时间、数量、医疗机构名称、接收者姓名及签字确认等。各医疗机构在接收以后，应有接收记录。各医疗机构负责疫情报告和管理的工作人员在发现本单位其他传染病报告科室短缺《传染病报告卡》时，要及时给予分发；若无《传染病报告卡》，应及时与当地疾病预防控制机构联系取得。

四、报告资料的保存与管理

（一）传染病报告卡与疫情登记簿的保存与管理

由病例报告责任单位的相关科室，如防保科负责梅毒《传染病报告卡》及《传染病疫情登记簿》的保存与管理，要做到妥善保管、保存和保密，防潮、防霉、防鼠和防火防盗等。《传染病报告卡》的保存时间规定为 3 年，《传染病疫情登记簿》应长期保存。

对于不具备网络直报条件的医疗卫生机构，其梅毒报告卡由属地的县级疾病预防控制机构保存和保管，但原报告单位必须进行登记备案。

各级疾病预防控制机构应将梅毒等传染病信息资料按照国家有关规定纳入档案管理。

（二）报告数据的备份与管理

各级疾病预防控制机构或皮肤病性病防治机构应按月和按年下载本辖区内的梅毒病例网络电子数据库，做好备份，确保电子数据安全、长期保存。所有下载的数据库应保存于办公场所相应保存介质内，严禁私自将数据库携带外出，以防数据库丢失和泄密。

（三）报告资料的分析与利用

1. 疫情分析所需的人口资料使用《中国疾病预防控制基本信息系统》的数据（以当地统计部门数据为准）。

2. 各级疾病预防控制机构必须每日对通过网络报告的梅毒疫

情进行动态监控，省级以上疾病预防控制机构须按周、月、年进行梅毒疫情动态分析报告。市（地）和县（区）级疾病预防控制机构，根据当地卫生行政部门工作需要，建立地方梅毒疫情分析制度。

3. 用于对外公布的法定报告传染病发病、死亡数按审核日期和现住址统计。

4. 各级疾病预防控制机构要及时将梅毒疫情分析结果向上级疾病预防控制机构和同级卫生行政部门报告，并反馈到下一级疾病预防控制机构。上级疾病预防控制机构每年应向下一级疾病预防控制机构反馈上年报告的个案数据。县级疾病预防控制机构应定期将辖区内梅毒疫情分析结果反馈到辖区内的医疗机构。

第五节　梅毒病例报告的质量保证措施

梅毒病例报告主要以医疗机构医生对门诊就诊者进行梅毒诊断为基础的病例报告，涉及众多单位和个人，具有很强的行政管理特征，所以制定和落实梅毒病例报告质量保证措施，对保障梅毒病例报告的及时性、准确性和完整性至关重要，同时，完善的梅毒病例报告质量保证措施为准确反映本地区梅毒疫情信息，制定梅毒和其他性病的防制措施提供科学、准确的基础数据。

一、建立质量保证体系

（一）制订质量保证计划

质量保证计划是指在整个梅毒病例报告执行过程中，如何保证病例报告的质量以满足梅毒疫情分析的有关质量保证方面的文件，包括诊断、治疗、填写传染病报告卡、报告卡审核、网络报告、报告卡订正、网络审核和梅毒病例报告培训等过程中的质量保证。每项内容的质量保证措施要包括如何设立质量控制点，如何进行质量控制的操作等。梅毒病例报告的质量保证计划至少应包含以下主要内容。

1．编制依据

梅毒病例报告的编制依据为《中华人民共和国传染病防治法》、《性病防治管理办法》、《梅毒诊断标准》（WS273-2007）、《全国性病监测方案（试行）》（2007年）以及各医疗卫生机构相关的规章制度等。

2．适用范围和时限

适用范围和时限按照梅毒病例报告质量保证计划制订部门的实际工作范畴和工作区域来划定。

3．管理责任

应根据本单位梅毒病例报告的实际情况，确定组织机构及人员设置，列明梅毒病例报告的主要负责人员、主要职责，参与梅毒病例报告的各医务人员的相关责任和义务，如临床医生和检验人员的管理责任等。

4．报告流程

根据本单位实际情况，规定合理的梅毒报告流程和相关报告责任人的义务和责任。

5．督导检查

督导检查是保证本单位梅毒病例报告质量的重要措施，所以制定本单位督导检查的措施、频次等相关信息。

6．不合格报告病例的控制和预防纠正措施

应编制不合格病例报告的评审和处置程序办法，列明具体的组织程序和责任人。应针对不合格病例报告产生的因素，编制不合格病例报告的预防和纠正措施，列明编制人、审核人和组织实施人。

7．报卡编号和溯源性

根据相关管理要求，填写报告卡的编号，该编号应与传染病登记簿和门诊日志一致，保持该报告病例的可溯源性。

8．病例报告培训

应根据本单位实际情况，开展梅毒病例报告相关报告责任人的培训工作，该工作可与疾病预防控制机构的有关培训相结合，也可以由各单位自行培训相关人员。

9. 文件和资料控制

按照国家相关规定，制定本单位有关梅毒病例报告资料的保存、分发和利用的相关规定。梅毒病例报告卡、传染病登记簿、门诊日志和其他相关诊疗记录应有明确的传递程序和记录，列明归档责任人。

10. 质量保证计划的修订

主要列明质量保证计划修改的条件或周期、修改权限与责任人、发放与收回等相关规定。

（二）制定病例报告管理制度

梅毒病例报告管理制度可以纳入本单位性病报告管理制度中。医疗机构和疾病预防控制机构均应建立和健全性病报告管理制度，并确保制度落实。

1. 医疗机构

医疗机构性病病例报告管理制度主要包括：门诊与实验室检测登记制度，首诊医生负责制度，防保人员与医生上岗培训制度、传染病登记簿病例登记制度，疫情自查制度，传染病报告卡收集、核对与处理制度，传染病报告卡网络录入制度，传染病报告奖惩制度等。

2. 疾病预防控制机构

疾病预防控制机构应建立的管理制度主要包括：传染病报告卡分发管理与保障制度，性病报告信息网络审核制度，疫情管理与工作通报例会制度，漏报调查制度，督导检查制度，疫情分析、报告与反馈制度等。

（三）明确工作人员职责

在制定各项性病包括梅毒管理制度的同时，明确性病病例报告相关工作人员的职责同样重要，尤其是要明确性病相关诊疗医生、防保人员、网络信息审核人员和性病疫情管理人员的职责。

1. 医疗机构人员职责

梅毒诊疗医生是梅毒病例诊断、报告和信息采集与传染病报告卡填写的第一道关口，直接决定着报告病例诊断的准确性和真实性。因此，参与梅毒诊疗的医生要认真履行职责，这对梅毒病例报告的质量将起到决定性作用。医疗机构防保人员是医疗机构与疾病预防控制机构在疫情管理中沟通的桥梁，既与参与梅毒诊疗的医生保持密切的联系，又与疾病预防控制机构保持经常沟通，他们是梅毒疫情管理的重要成员，也是保证医疗机构梅毒病例报告质量的关键因素。

2. 疾病预防控制机构人员职责

疾病预防控制机构负责传染病疫情网络信息审核人员应每天及时对辖区内各医疗机构网络报告的梅毒病例进行审核，对在网络信息审核中发现的问题及时记录并与相关医疗机构进行沟通，对在审核中发现的重大问题及时上报，以便采取有效措施，遏制事态发展。疾病预防控制机构性病疫情管理人员是病例报告数据质量的技术监督、管理与落实者，也是性病病例报告资料的分析、报告和反馈的责任人。

二、病例报告的督导检查

梅毒病例报告的督导检查对发现梅毒病例报告过程中存在的问题、不足和困难，提出改进建议，不断改进工作，提高病例报告工作效率具有重要作用；同时督导检查还可以发现梅毒病例报告工作中的工作亮点，总结经验、措施和方法，分享相关信息；督导检查可以督促疾病预防控制机构和医疗机构按照梅毒诊断标准和国家相关要求开展病例报告工作，不断提高梅毒病例报告工作的质量，并督促各项工作的贯彻和落实（详见第三章）。

第六节　梅毒病例报告存在问题和注意事项

一、存在问题

梅毒病例报告存在的问题主要表现在以下两个方面：一是有的医疗机构，主要是基层医疗机构、民营医疗机构和个体诊所，他们不具备性病确诊能力，如不具备开展梅毒特异性抗体检测方法的能力，存在梅毒病例的漏诊、漏报等。二是有的医疗机构，主要为二级以上有着良好管理的医疗机构，存在过度诊断、过度报告与重复报告的问题。此外，还存在传染病报告卡填写错误，如病例分类错误，梅毒分期错误，网络录入错误等。

造成上述问题的原因是多方面的，主要原因有以下一些方面：参与梅毒诊疗的医生对梅毒诊断标准掌握不准，诊疗专业知识有限；国家对梅毒诊断标准的培训力度不够，导致医生未能准确掌握诊断标准；医疗机构梅毒检测能力不足，如有的基层医疗机构不能开展梅毒螺旋体抗原血清学试验（TPPA、TPHA 或 ELISA），有的医疗机构的非梅毒螺旋体抗原血清学试验（RPR、TRUST）只做定性试验，而不做定量试验等；个别医疗机构无性病执业许可，诊断梅毒病例后以其他疾病名称代替而不报告疫情；有的医疗机构为规避执法检查，对所有梅毒血清检测阳性者均进行病例报告，造成梅毒病例的过度报告和重复报告；网络信息审核人员对梅毒诊断标准不了解，不能进行正确的网络信息审核等。

针对以上问题，可采取以下主要应对措施：一是要提高医生梅毒诊断能力的培训，开展岗前培训，如岗位职责培训、传染病相关法律法规培训等；二是要强化梅毒诊断标准的培训，将梅毒诊断标准培训到每一位参与梅毒诊断的医务人员，统一诊断标准；举办梅毒实验室检测方法培训，规范医疗机构梅毒实验室检测工作；开展医疗机构梅毒检测实验室资质评定、质量控制和管理工作；发挥医疗机构防保人员作用，加强对传染病报告卡的质量检查；医疗机构开展传染病漏报自查；疾病预防控制机构加强网络信息审核，加强对医疗机构传染病报告信息准确性现场核查与漏报调查等。

二、注意事项

（一）一期梅毒病例报告注意事项

1. 一期梅毒诊断与报告的病例中，病例分类只有实验室诊断病例和疑似病例，没有临床诊断病例、病原携带者、阳性检测病例。

在填写《传染病报告卡》时，只能选择实验室诊断病例和疑似病例中之一，不能选择两者，也不能选择临床诊断病例、病原携带者、阳性检测。《传染病报告卡》上的实验室诊断病例就是梅毒诊断标准中的确诊病例。

2. 在《传染病报告卡》上填报一期梅毒时，应在"乙类传染病"栏目中的"□淋病、梅毒（□Ⅰ期、□Ⅱ期、□Ⅲ期、□胎传、□隐性）"，"Ⅰ期"前面的"□"中打"√"。

3. 如果就诊病例生殖器部位有溃疡表现（疑似硬下疳），非梅毒螺旋体抗原血清学试验阳性，而梅毒螺旋体抗原血清学试验阴性，此时，需要再次进行梅毒螺旋体抗原血清学试验，或在不同试验室进行检测，以防假阴性；或进行随访复诊，间隔一定时间（如1～4周）后再次检测。如果多次梅毒螺旋体抗原血清试验阴性，或间隔一定时间开展梅毒螺旋体抗原血清检测结果仍为阴性，在没有治疗的情况下，可排除梅毒感染。

4. 关于一期梅毒病例报告，有以下情形应进行报告：

（1）发病（出现硬下疳）后，就诊于本医疗机构首次被诊断的。

（2）发病（出现硬下疳）后，自行买药治疗或就诊于其他医疗机构但未被诊断，而首次在本医疗机构被诊断的。

（3）既往有梅毒病史，经规范治疗治愈者，本次就诊时明确有新的性接触史而再次感染，出现硬下疳的症状，在本医疗机构被诊断的。

（4）被诊断为生殖器部位外的一期梅毒，如口腔部位硬下疳、肛周硬下疳、乳房部位硬下疳等。

（5）发生在宫颈部位硬下疳的女性一期梅毒。

（6）有硬下疳的临床表现，但未开展暗视野显微镜检查，或暗视野显微镜检查结果阴性，梅毒螺旋体抗原血清试验阳性，非梅毒螺旋体抗原血清试验由阴性转阳性的。

5. 关于一期梅毒病例报告，有以下情形的病例不应报告：

（1）发病后（出现硬下疳），在本医疗机构就诊前，已到其他医疗机构就诊并被诊断为一期梅毒。但对于患者到不报告性病疫情的医疗单位如私人诊所、民营医疗机构就诊应除外。

（2）已被诊断为一期梅毒，经过治疗后，进行复诊与随访检测的。

（3）一期梅毒跨年度复诊与随访检测的。

（4）无硬下疳临床表现者，不应诊断和报告为一期梅毒。

（二）二期梅毒病例报告注意事项

1. 二期梅毒诊断与报告的病例中，病例分类只有实验室诊断病例和疑似病例，没有临床诊断病例、病原携带者、阳性检测病例。在填写《传染病报告卡》时，只能选择实验室诊断病例和疑似病例中之一，不能选择两者，也不能选择临床诊断病例、病原携带者、阳性检测。《传染病报告卡》上的实验室诊断病例就是梅毒诊断标准中的确诊病例。

2. 在《传染病报告卡》上填报二期梅毒时，应在"乙类传染病"栏目中的"□淋病、梅毒（□Ⅰ期、□Ⅱ期、□Ⅲ期、□胎传、□隐性）"，"Ⅱ期"前面的"□"中打"√"。不能在"梅毒"后面、"Ⅰ期"前面的"□"中打"√"。否则会将二期梅毒错误地填报成一期梅毒。

3. 如果就诊病例出现类似二期梅毒皮损表现，非梅毒螺旋体抗原血清试验阳性，而梅毒螺旋体抗原血清试验阴性，可排除梅毒感染。或者，为防止技术性假阴性，再次进行梅毒螺旋体抗原血清试验，或在不同试验室进行检测，如果两次梅毒螺旋体抗原血清试验均为阴性，则排除梅毒感染。但根据现有研究结果，对于二期梅毒，非梅毒螺旋体抗原血清试验和梅毒螺旋体抗原血清试验一般均为阳性。

4. 如果就诊病例出现类似二期梅毒皮损表现，梅毒螺旋体抗原血清试验阳性，非梅毒螺旋体抗原血清试验阴性，此时，需要再次进行非梅毒螺旋体抗原血清试验，对血清进行稀释后检测，以防技术性假阴性和排除前带现象。

5. 如果就诊病例出现类似二期梅毒皮损表现，梅毒螺旋体抗原血清试验 TP-ELISA 检测结果为阳性，非梅毒螺旋体抗原血清试验

RPR 或 TRUST 检测结果为阴性，经血清稀释后再次检测仍为阴性。此时，必须使用 TPPA 进行复检，如果 TPPA 检测为阴性，则可认为 TP-ELISA 检测为假阳性，可排除梅毒感染。

6. 经过母亲传播的梅毒，出现二期梅毒的皮损表现，不应诊断为二期梅毒，应诊断为胎传梅毒，按胎传梅毒病例报告。

7. 关于二期梅毒病例报告，有以下情形应进行报告：

（1）发病（出现二期梅毒皮损）后，就诊于本医疗机构首次被诊断的。

（2）发病（出现二期梅毒皮损）后，自行买药治疗或就诊于其他医疗机构但未被诊断，而首次在本医疗机构被诊断的。

（3）既往有梅毒病史，经过长效青霉素规范治疗，且通过足够时间随访后判为治愈者，本次就诊时明确有新的性接触史而再次感染，出现二期梅毒皮损表现，在本医疗机构被诊断的。

（4）既往有生殖器部位溃疡（硬下疳）病史，但未被诊断为一期梅毒，经病情发展后出现皮损被诊断为二期梅毒的。

（5）既往被诊断为一期梅毒，经过治疗，但治疗不恰当，而出现二期梅毒皮损，诊断为二期梅毒的。

8. 关于二期梅毒病例报告，有以下情形的病例不应报告：

（1）发病后（出现二期梅毒皮损），在本医疗机构就诊前，已到其他医疗机构就诊并被诊断为二期梅毒。但对于患者到不报告性病疫情的医疗单位如私人诊所、民营医疗机构就诊应除外。

（2）被诊断为二期梅毒，经过治疗后，进行复诊与随访检测的。

（3）被诊断为二期梅毒，经过治疗，但治疗不规范，导致血清复发，再次出现二期梅毒皮损者。

（4）二期梅毒跨年度复诊与随访血清检测的。

（5）无多形性皮损或相关临床表现者，不应诊断和报告为二期梅毒。

（三）三期梅毒病例报告注意事项

1. 三期梅毒诊断与报告的病例中，病例分类只有实验室诊断病例和疑似病例，没有临床诊断病例、病原携带者、阳性检测病例。

在填写《传染病报告卡》时，只能选择实验室诊断病例和疑似病例中之一，不能选择两者，也不能选择临床诊断病例、病原携带者、阳性检测。《传染病报告卡》上的实验室诊断病例就是梅毒诊断标准中的确诊病例。

2. 在《传染病报告卡》上填报三期梅毒时，应在"乙类传染病"栏目中的"□淋病、梅毒（□Ⅰ期、□Ⅱ期、□Ⅲ期、□胎传、□隐性）"，"Ⅲ期"前面的"□"中打"√"。不能在"梅毒"后面、"Ⅰ期"前面的"□"中打"√"。否则会将三期梅毒错误地填报成一期梅毒。

3. 如果感染梅毒的病期在2年以上，但无任何临床表现，无条件做脑脊液检查，不能诊断为三期梅毒。此时，宜诊断为隐性梅毒，按隐性梅毒报告。

4. 如果感染梅毒的病期在2年以上，但无任何临床表现，梅毒血清学检查阳性，脑脊液检查阳性，被诊断神经梅毒的，此时可诊断为三期梅毒，按三期梅毒报告。

5. 经过母亲传播的梅毒，出现三期梅毒的皮损表现，不应诊断为三期梅毒，应诊断为胎传梅毒，按胎传梅毒病例报告。

6. 关于三期梅毒病例报告，有以下情形应进行报告：

（1）发病后（出现三期梅毒的症状与体征），就诊于本医疗机构首次被诊断的。

（2）发病后（出现三期梅毒的症状与体征），就诊于其他医疗机构但未被诊断，而首次在本医疗机构被诊断的。

（3）发病后（出现三期梅毒的症状与体征），就诊于其他医疗机构，但诊断错误，而首次在本医疗机构被正确诊断的。

（4）既往被诊断为一期梅毒，经过治疗，但治疗不恰当，而出现三期梅毒的临床表现，病期在2年以上，诊断为三期梅毒的。

（5）既往被诊断为二期梅毒，经过治疗，但治疗不恰当，而出现三期梅毒的临床表现，病期在2年以上，诊断为三期梅毒的。

（6）既往有生殖器部位溃疡（硬下疳）病史，但未被诊断为一期梅毒，经病情发展后出现三期梅毒表现，病期在2年以上，被诊断为三期梅毒的。

（7）既往有疑似二期梅毒皮损病史，但未被诊断为二期梅毒，经病情发展后出现三期梅毒的临床表现，病期在 2 年以上，被诊断为三期梅毒的。

7. 关于三期梅毒病例报告，有以下情形的病例不应报告：

（1）发病后（出现三期梅毒的症状与体征），在本医疗机构就诊前，已到其他医疗机构就诊并被诊断为三期梅毒。

（2）被诊断为三期梅毒，经过治疗后，进行复诊与随访检测的。

（3）三期梅毒跨年度复诊与随访检测的。

（四）隐性梅毒病例报告注意事项

1. 隐性梅毒诊断与报告的病例中，病例分类只有实验室诊断病例和疑似病例，没有临床诊断病例、病原携带者、阳性检测病例。在填写《传染病报告卡》时，只能选择实验室诊断病例和疑似病例中之一，不能选择两者，也不能选择临床诊断病例、病原携带者、阳性检测。《传染病报告卡》上的实验室诊断病例就是梅毒诊断标准中的确诊病例。

2. 在《传染病报告卡》上填报隐性梅毒时，应在"乙类传染病"栏目中的"□淋病、梅毒（□Ⅰ期、□Ⅱ期、□Ⅲ期、□胎传、□隐性）"，"隐性"前面的"□"中打"√"。不能在"梅毒"后面、"Ⅰ期"前面的"□"中打"√"。否则会将隐性梅毒错误地填报成一期梅毒。

3. 隐性梅毒的诊断必须依据病史（性接触史、既往梅毒诊断与治疗史）、临床表现（症状与体征）和实验室检测结果三者进行综合判断。不能仅依据梅毒血清检测结果阳性就报告为隐性梅毒。

4. 当一个就诊者梅毒血清检测结果阳性时，必须对其进行详细的体格检查，详细询问病史（包括性接触史、既往梅毒诊断与治疗史），然后再做出是否为隐性梅毒的诊断。

5. 当一个就诊者梅毒血清检测阳性时，不能认为 RPR 或 TRUST 滴度高就是梅毒，而滴度低就不是梅毒。不能以滴度高低作为判断是否为梅毒的标准。

6. 隐性梅毒的诊断，以诊断的现时时间进行判断。如果一个就诊者过去有过疑似一期或二期梅毒的症状与体征，但在本次就诊时，经详细检查未发现任何症状与体征，不能诊断为一期或二期梅毒，而是按隐性梅毒进行诊断。

7. 隐性梅毒病例没有发病日期。在填写发病日期时，填写标本采集日期。

8. 如果就诊病例无任何临床表现，梅毒螺旋体抗原血清试验 TP-ELISA 检测结果为阳性，非梅毒螺旋体抗原血清试验 RPR 或 TRUST 检测结果为阴性，经血清稀释后再次检测仍为阴性。此时，必须使用 TPPA 进行复检，如果 TPPA 检测为阴性，则可认为 TP-ELISA 检测为假阳性，可排除梅毒感染。

9. 经过母亲传播的梅毒，患儿无任何梅毒症状和体征，不应诊断为隐性梅毒，应诊断为胎传梅毒，按胎传梅毒病例报告。

10. 关于隐性梅毒病例报告，有以下情形应进行报告：

（1）首次就诊于医疗机构的性病就诊者，在进行梅毒血清检测时，发现非梅毒螺旋体抗原血清试验 RPR 或 TRUST 检测结果为阳性，梅毒螺旋体抗原血清试验 TP-ELISA 或 TPPA 检测结果也为阳性，经检查未发现有任何梅毒症状与体征，经询问病史既往无梅毒诊断与治疗史，应报告为确诊病例。

（2）首次就诊于医疗机构的性病就诊者，在进行梅毒血清检测时，发现梅毒螺旋体抗原血清试验 TP-ELISA 阳性，非梅毒螺旋体抗原血清试验 RPR 或 TRUST 检测结果为阴性，经 TPPA 复核检测结果仍为阳性，经检查未发现有任何梅毒症状与体征，经询问病史有性接触史或配偶有梅毒病史，且既往无梅毒诊断与治疗史，应报告为确诊病例。

（3）医疗机构的入住院病人、术前检查病人、孕产妇、婚检人群、其他相关检查等发现的梅毒螺旋体抗原血清试验（如 TP-ELISA）阳性者，经过转诊或会诊，做进一步检查，RPR 或 TRUST 检测结果为阳性，TPPA 检测结果也为阳性，经检查未发现有任何梅毒症状与体征，经询问病史有性接触史或配偶有梅毒病史（或性接触史不清楚，或配偶梅毒病史不清楚），且既往无梅毒诊断与治疗史，应报告为确诊病例。

11. 关于隐性梅毒病例报告，有以下情形的病例不应报告：

（1）既往有梅毒诊断与治疗史，本次检查发现梅毒血清检测结果阳性。

（2）医疗机构不具有梅毒诊断能力的医生，如非皮肤性病科室（如内科、外科、儿科、骨科、心血管科、神经科、眼科、肿瘤科等）的医生，当其不具备梅毒诊断能力时，对入住院病人、术前检查病人、孕产妇、婚检人群、其他相关检查等发现的梅毒血清试验阳性者（如 TP-ELISA 阳性），不应直接进行梅毒诊断与报告。应通过转诊或会诊，即转诊到皮肤性病科或皮肤性病防治专业机构，或由皮肤性病专业医生进行会诊，做进一步检查，按照国家诊断标准，明确诊断后，再决定是否需要报告。如为转诊，由接转诊医生诊断后报告；如为会诊，会诊诊断后，由原诊疗医生报告。

（3）血站或血液中心对献血人员进行梅毒血清检测时所发现的梅毒血清试验阳性者，因不具备诊断能力，不进行病例报告，应转介到性病诊治专业机构就诊，明确诊断后，由首诊医生报告。

（4）疾病预防控制机构的咨询检测门诊、美沙酮治疗门诊或预防体检门诊所发现的梅毒血清试验阳性者，因不具备诊断能力，不进行病例报告，应转介到性病诊治专业机构就诊，明确诊断后，由首诊医生报告。

（5）检验检疫机构所发现的梅毒血清试验阳性者，因不具备诊断能力，不进行病例报告，应转介到性病诊治专业机构就诊，明确诊断后，由首诊医生报告。

（6）疾病预防控制机构开展的哨点监测时所发现的梅毒血清试验阳性者，因不具备诊断能力，不进行病例报告，应转介到性病诊治专业机构就诊，明确诊断后，由首诊医生报告。

（7）既往梅毒治疗者，在进行复诊与随访检测时，梅毒血清试验阳性者。

（8）既往梅毒治疗者，跨年度复诊与随访检测时，梅毒血清试验阳性者。

（五）胎传梅毒病例报告注意事项

1. 胎传梅毒诊断与报告的病例中，病例分类只有实验室诊断病例和疑似病例，没有临床诊断病例、病原携带者、阳性检测病例。在填写《传染病报告卡》时，只能选择实验室诊断病例和疑似病例中之一，不能选择两者，也不能选择临床诊断病例、病原携带者、阳性检测。《传染病报告卡》上的实验室诊断病例就是梅毒诊断标准中的确诊病例。

2. 在《传染病报告卡》上填报胎传梅毒时，应在"乙类传染病"栏目中的"□淋病、梅毒（□Ⅰ期、□Ⅱ期、□Ⅲ期、□胎传、□隐性）"，"胎传"前面的"□"中打"√"。不能在"梅毒"后面、"Ⅰ期"前面的"□"中打"√"。否则会将胎传梅毒错误地填报成一期梅毒。

3. 胎传梅毒的诊断须结合生母梅毒感染情况、治疗情况、梅毒血清检测结果，婴儿的临床表现与梅毒血清检测结果，进行综合判断。为了明确诊断，常需要进行随访，随访检测时间为出生后0月、3月、6月、12月、18月。

4. 胎传梅毒不分期分类，凡通过母亲妊娠传播的儿童梅毒，均诊断和报告为胎传梅毒。对于有症状的胎传梅毒，不能报告为二期、三期梅毒；对于无任何症状和体征的胎传梅毒，不能报告为隐性梅毒。

5. 胎传梅毒必须明确诊断（包括确诊病例与疑似病例）后才能报告。如果新生儿梅毒患病状况当时不能得到明确，则需要进行随访，直至18个月。一般，来自于母亲的梅毒特异性抗体和非特异抗体在出生6个月后逐渐消失，如果在出生后18个月患儿梅毒特异性抗体仍阳性，则可确诊为胎传梅毒。

6. 对于梅毒检测阳性的孕妇，所生新生儿必须接受梅毒血清检测，如果新生儿梅毒血清检测阳性，应根据诊断标准对其进行诊断，对于当时尚不能满足诊断条件或不足以排除诊断者，应进行随访。如果新生儿梅毒血清检测结果阴性，也不能排除梅毒，必须随访3

个月以上，如果随访梅毒血清检测结果仍为阴性，则可排除梅毒；如果梅毒血清发生阳转，则可诊断为胎传梅毒。

7. 不具备胎传梅毒诊断能力的产科医生在遇到可疑胎传梅毒患儿时，应进行转诊或会诊。

8. 不具备胎传梅毒诊断能力的儿科医生在遇到可疑胎传梅毒患儿时，应进行转诊或会诊。

9. 关于胎传梅毒病例报告，有以下情形的病例应进行报告：

（1）新生儿出生后不久，出现早期梅毒特征性的临床表现，即使其 RPR 或 TRUST 滴度未达到生母滴度的 4 倍，TPPA 检测阳性，可确诊为胎传梅毒，按确诊病例报告。

（2）患儿 2 岁以后，出现晚期梅毒特征性的临床表现，即使其 RPR 或 TRUST 滴度未达到生母滴度的 4 倍，TPPA 检测阳性，可确诊为胎传梅毒，按确诊病例报告。

（3）如果生母感染梅毒，其所生婴儿无任何临床表现，其 RPR 或 TRUST 滴度未达到生母滴度的 4 倍，经 18 个月随访检测 TPPA 阳性，可确诊为胎传梅毒，按确诊病例报告。

（4）对于已明确生母妊娠时感染早期梅毒且未进行治疗，其产后梅毒血清检测，RPR 或 TRUST 阳性，滴度很高（＞1:8）；检查其所生婴儿无临床表现，RPR 或 TRUST 阳性，滴度也很高（＞1:8），但未达到生母滴度的 4 倍，TPPA 检测阳性，应进行病例报告，报告为确诊病例。

（5）对于在分娩前生母梅毒血清抗体检测阳性，未经过治疗，其所生新生儿梅毒血清检测结果阴性，此时，尚不能排除新生儿梅毒感染，应进行随访，1 月、3 月、6 月对婴儿再次进行梅毒血清检测，如果出现阳转，可确诊为胎传梅毒，按确诊病例报告。

（6）如果生母感染梅毒，其所生婴儿无任何临床表现，TPPA 阳性，RPR 或 TRUST 滴度未达到生母滴度 4 倍，经过 3 个月随访滴度升高 4 倍及以上，可确诊为胎传梅毒，按确诊病例报告。

（7）生母梅毒血清检测，TPPA 阳性（或 TP-ELISA 阳性），RPR 或 TRUST 阳性，但滴度很低，在 1:4 以内，生母既往无梅毒诊断与治疗史；其所生新生儿梅毒血清检测 TPPA 阳性（或 TP-ELISA 阳性），RPR 或 TRUST 阳性，但滴度很低，在 1:4 以内，新生儿无任何症状与体征，不应立即进行病例报告，应对新生儿进行随访。婴儿随访 3～6 个月后，梅毒血清检测 RPR 或 TRUST 滴度上升 4 倍及以上，可确诊为胎传梅毒，按确诊病例报告。

10. 关于胎传梅毒病例报告，有以下情形的病例不应报告：

（1）已在其他医疗机构明确诊断的胎传梅毒，到本医疗机构就诊被诊断的。但对于到不报告性病疫情的医疗单位如私人诊所、民营医疗机构就诊者应除外。

（2）已明确诊断的胎传梅毒，在治疗后，进行复诊与随访检测的。

（3）已明确诊断的胎传梅毒，在治疗后，跨年度复诊与随访检测的。

（4）对于生母在妊娠前感染梅毒，且在妊娠前已经过规范治疗，经充分时间（如 2 年）随访复查，其 RPR 或 TRUST 已转阴，仅 TPPA 阳性，判为治愈；其所生婴儿无任何临床表现，但婴儿检测 TPPA 阳性（或 TP-ELISA 阳性），RPR 或 TRUST 阴性，不应进行病例报告。

（5）生母有既往梅毒规范治疗史，生产后梅毒血清检测 TPPA 阳性，RPR 或 TRUST 阳性，但滴度很低，在 1:4 以内；其所生新生儿梅毒血清检测 TPPA 阳性，RPR 或 TRUST 阳性，但滴度很低，在 1:4 以内；婴儿随访半年后，梅毒血清检测结果转阴，不应进行病例报告。

（6）生母梅毒血清检测，TPPA 阳性（或 TP-ELISA 阳性），RPR 或 TRUST 阳性，但滴度很低，在 1:4 以内，生母既往无梅毒诊断与治疗史；其所生新生儿梅毒血清检测 TPPA 阳性（或 TP-ELISA 阳性），RPR 或 TRUST 阳性，但滴度很低，在 1:4 以内，新生儿无任何症状与体征，不应立即进行病例报告，应对新生儿进行随访。婴儿随访半年后，梅毒血清检测结果转阴，不应进行病例报告。

附录一

ICS11.020

C59

备案号：20491-2007

WS

中华人民共和国卫生行业标准

WS 273—2007

梅毒诊断标准

Diagnostic Criteria for Syphilis

2007-04-17 发布　　　　　　　2007-10-15 实施

中华人民共和国卫生部　发 布

WS273-2007

目 次

WS273-2007

前　言

根据《中华人民共和国传染病防治法》制定本标准。

按照国家质检总局　国家标准委公告（2005 年第 146 号），GB 15974-1995《梅毒诊断标准及处理原则》自本标准实施之日起废止。

本标准的附录 A、B、C 为规范性附录。

本标准由卫生部传染病标准专业委员会提出。

本标准由中华人民共和国卫生部批准。

本标准起草单位：中国医学科学院皮肤病研究所。

本标准主要起草人：王千秋、陈志强、蒋娟、苏晓红、龚匡隆、龚向东。

梅毒诊断标准

1. 范围

本标准规定了梅毒的诊断依据、诊断原则、诊断标准和鉴别诊断。

本标准适用于全国各级各类医疗、疾病预防控制机构及其工作人员对梅毒的诊断和报告。

2. 术语和定义

下列术语和定义适用于本标准。

2.1　梅毒 Syphilis

梅毒是苍白螺旋体（Treponema pallidum）（又名梅毒螺旋体）感染人体所引起的一种系统性、慢性经典的性传播疾病，可引起人体多系统多脏器的损害，产生多种多样的临床表现，导致组织破坏、功能失常，甚至危及生命。

2.2　前带现象 Prozone phenomenon

非梅毒螺旋体抗原试验（如 RPR 试验）中，有时由于血清抗体水平过高，抗原抗体比例不合适，而出现弱阳性、不典型或阴性的结果，但临床上又有典型的二期梅毒体征，将此血清稀释后再做血清学试验，出现了阳性的结果，称为"前带现象"。

3. 缩略语

下列缩略语适用于本标准。

VDRL venereal disease research laboratory 性病研究实验室（玻片试验）

USR unheated serum reagin 血清不需加热的反应素（玻片试验）

TRUST toluidine red unheated serum test 甲苯胺红血清不需加热试验

RPR rapid plasma reagin 快速血浆反应素（环状卡片试验）

FTA-ABS fluorescent treponemal antibody-absorption 荧光螺旋体抗体吸收（试验）

TPHA Treponema pallidum hemagglutination assay 梅毒螺旋体血凝试验

TPPA Treponema pallidum particle agglutination assay 梅毒螺旋体颗粒凝集试验

ELISA enzyme-linked immuno-sorbent assay 酶联免疫吸附试验

4. 诊断依据

4.1 一期梅毒

4.1.1 流行病学史：有多性伴，不安全性行为；或性伴有梅毒感染史。

4.1.2 临床表现

4.1.2.1 硬下疳：潜伏期一般为 2 周～4 周。一般为单发，但也可多发；直径约 1cm～2cm，圆形或椭圆形浅在性溃疡，界限清楚、边缘略隆起，疮面清洁；触诊基底坚实、浸润明显，呈软骨样的硬度；无明显疼痛或触痛。多见于外生殖器部位。

4.1.2.2 腹股沟或患部近卫淋巴结肿大：可为单侧或双侧，无痛，相互孤立而不黏连，质硬，不化脓破溃，其表面皮肤无红、肿、热。

4.1.3 实验室检查

4.1.3.1 暗视野显微镜检查：皮肤黏膜损害或淋巴结穿刺液可查见梅毒螺旋体（见附录 A）。

4.1.3.2 非梅毒螺旋体抗原血清学试验：阳性。如感染不足 2～3 周，该试验可为阴性，应于感染 4 周后复查（见附录 B）。

4.1.3.3 梅毒螺旋体抗原血清学试验：阳性（见附录 B）。

4.2 二期梅毒

4.2.1 流行病学史：有多性伴，不安全性行为；或性伴有梅毒感染史，或有输血史。

4.2.2 临床表现：可有一期梅毒史，病期在 2 年以内。

4.2.2.1 皮损呈多形性，包括斑疹、斑丘疹、丘疹、鳞屑性皮损、毛囊疹及脓疱疹等，常泛发对称。掌跖部易见暗红斑及脱屑性斑丘疹。外阴及肛周皮损多为湿丘疹及扁平湿疣。皮损一般无自觉症状，可有瘙痒。口腔可发生黏膜斑。可发生虫蚀样脱发。二期复发梅毒，皮损局限，数目较少，皮损形态奇异，常呈环状或弓形。

4.2.2.2 全身浅表淋巴结肿大。

4.2.2.3 可出现梅毒性骨关节损害、眼损害、内脏及神经系统损害等。

4.2.3 实验室检查

4.2.3.1 暗视野显微镜检查：二期皮损尤其扁平湿疣、湿丘疹及黏膜斑，易查见梅毒螺旋体（见附录 A）。

4.2.3.2 非梅毒螺旋体抗原血清学试验：阳性（见附录 B）。

4.2.3.3 梅毒螺旋体抗原血清学试验：阳性（见附录 B）。

4.3 三期梅毒（晚期梅毒）

4.3.1 流行病学史：有多性伴，不安全性行为，或性伴有梅毒感染史。

4.3.2 临床表现：可有一期或二期梅毒史。病期 2 年以上。

4.3.2.1 晚期良性梅毒皮肤黏膜损害，头面部及四肢伸侧的结节性梅毒疹，大关节附近的近关节结节，皮肤、口腔、舌咽的树胶肿，上腭及鼻中隔黏膜树胶肿可导致上腭及鼻中隔穿孔和鞍鼻。骨梅毒，眼梅毒，其他内脏梅毒，可累及呼吸道、消化道、肝脾、泌尿生殖系、内分泌腺及骨骼肌等。

4.3.2.2 神经梅毒：可发生梅毒性脑膜炎、脑血管栓塞、麻痹性痴呆、脊髓痨等。

4.3.2.3 心血管梅毒：可发生单纯性主动脉炎、主动脉瓣闭锁不全、主动脉瘤等。

4.3.3 实验室检查

4.3.3.1 非梅毒螺旋体抗原血清学试验：阳性（见附录 B）。

4.3.3.2 梅毒螺旋体抗原血清学试验：阳性（见附录 B）。

4.3.3.3 脑脊液检查：白细胞计数 $\geq 10 \times 10^6/L$，蛋白量 $> 500\ mg/L$，且无其他引起这些异常的原因。脑脊液 VDRL 试验或 FTA-ABS 试验阳性（见附录 B）。

4.3.3.4 组织病理检查：有三期梅毒的组织病理变化（见附

录 C)。

4.4 隐性梅毒（潜伏梅毒）

4.4.1 流行病学史：有多性伴，不安全性行为；或性伴有梅毒感染史。

4.4.2 临床表现：无任何梅毒性的症状和体征，可分为早期隐性梅毒和晚期隐性梅毒。

4.4.2.1 早期隐性梅毒：病期在2年内，根据下列标准来判断：①在过去2年内，有明确记载的非梅毒螺旋体抗原试验由阴转阳，或其滴度较原先升高达4倍或更高。②在过去2年内，有符合一期或二期梅毒的临床表现。③在过去2年内，有与疑似或确诊的一期或二期梅毒，或疑似早期隐性梅毒的性伴发生性接触史。

4.4.2.2 晚期隐性梅毒：病期在2年以上。无证据表明在既往2年中获得感染。无法判断病期者亦视为晚期隐性梅毒处理。

4.4.3 实验室检查

4.4.3.1 非梅毒螺旋体抗原血清学试验：对于无既往梅毒史者，非梅毒螺旋体抗原试验阳性（滴度一般在1∶8以上）。对于有既往梅毒治疗史者，与前次非梅毒螺旋体抗原试验结果相比，本次试验结果阳转或其滴度升高4倍或更高（见附录B）。

4.4.3.2 梅毒螺旋体抗原血清学试验：阳性（见附录B）。

4.4.3.3 脑脊液检查：无异常发现。

4.5 胎传梅毒（先天梅毒）

4.5.1 流行病学史：生母为梅毒患者或感染者。

4.5.2 临床表现

4.5.2.1 早期胎传梅毒：一般在2岁以内发病，类似于获得性二期梅毒，发育不良，皮损常为水疱-大疱、红斑、丘疹、扁平湿疣；梅毒性鼻炎及喉炎；骨髓炎、骨软骨炎及骨膜炎；可有全身淋巴结肿大、肝脾肿大、贫血等。

4.5.2.2 晚期胎传梅毒：一般在2岁以后发病，类似于获得性三期梅毒。出现炎症性损害（间质性角膜炎、神经性耳聋、鼻或腭树胶肿、克勒顿关节、胫骨骨膜炎等）或标记性损害（前额圆凸、马鞍鼻、佩刀胫、胸锁关节骨质肥厚、赫秦生齿、口腔周围皮肤放射状裂纹等）。

4.5.2.3 胎传隐性梅毒：即胎传梅毒未经治疗，无临床症状，梅毒血清学试验阳性，脑脊液检查正常，年龄小于2岁者为早期胎传隐性梅毒，大于2岁者为晚期胎传隐性梅毒。

4.5.3 实验室检查

4.5.3.1 暗视野显微镜检查：在早期胎传梅毒儿的皮肤黏膜损害或胎盘中可查到梅毒螺旋体（见附录A）。

4.5.3.2 非梅毒螺旋体抗原血清学试验：阳性（见附录B），其抗体滴度等于或高于母亲4倍及以上。但低于该值并不排除胎传梅毒。应取婴儿血进行检测，而不是脐带血。

4.5.3.3 梅毒螺旋体抗原血清学试验：阳性（见附录B）。应取婴儿血进行检测，而不是脐带血。

5.诊断原则

应根据流行病学史、临床表现及实验室检查等进行综合分析，作出判断。

6.诊断

6.1 一期梅毒

6.1.1 疑似病例：应同时符合4.1.1，4.1.2和4.1.3.2项。

6.1.2 确诊病例：应同时符合疑似病例的要求和4.1.3.1、4.1.3.3中的任一项。

6.2 二期梅毒

6.2.1 疑似病例：应同时符合4.2.1，4.2.2和4.2.3.2项。

6.2.2 确诊病例：应同时符合疑似病例的要求和4.2.3.1、4.2.3.3中的任一项。

6.3 三期梅毒（晚期梅毒）

6.3.1 疑似病例：应同时符合4.3.1，4.3.2中的任一项和4.3.3.1项。

6.3.2 确诊病例：应同时符合疑似病例的要求和4.3.3.2、4.3.3.3、4.3.3.4中的任一项。

6.4 隐性梅毒（潜伏梅毒）

6.4.1 疑似病例：应同时符合4.4.1，4.4.2和4.4.3.1项。

6.4.2 确诊病例：应同时符合疑似病例的要求和4.4.3.2、4.4.3.3项。

6.5 胎传梅毒（先天梅毒）

6.5.1 疑似病例：应同时符合4.5.1，4.5.2和4.5.3.2项。

6.5.2 确诊病例：应同时符合疑似病例的要求和4.5.3.1、4.5.3.3中的任一项。

7.鉴别诊断

7.1 一期梅毒

7.1.1 硬下疳：需与软下疳、生殖器疱疹、性病性淋巴肉芽肿、糜烂性龟头炎、白塞病、固定型药疹、癌肿、皮肤结核等发生在外阴部的红斑、糜烂和溃疡鉴别。

7.1.2 梅毒性腹股沟淋巴结肿大：需与软下疳、性病性淋巴肉芽肿引起的腹股沟淋巴结肿大，以及转移癌肿鉴别。

7.2 二期梅毒

7.2.1 梅毒性斑疹：需与玫瑰糠疹、银屑病、扁平苔藓、手足癣、白癜风、花斑癣、药疹、多形红斑、远心性环状红斑等鉴别。

7.2.2 梅毒性丘疹和扁平湿疣：需与银屑病、体癣、扁平苔藓、毛发红糠疹、尖锐湿疣等鉴别。

7.2.3 梅毒性脓疱疹：需与各种脓疱病、脓疱疮、臁疮、雅司病、聚合性痤疮等鉴别。

7.2.4 黏膜梅毒疹：需与传染性单核细胞增多症、地图舌、鹅口疮、扁平苔藓、化脓性扁桃体炎等鉴别。

7.2.5 梅毒性脱发：需与斑秃鉴别。

7.3 三期梅毒

7.3.1 结节性梅毒疹：需与寻常狼疮、结节病、瘤型麻风等鉴别。

7.3.2 树胶肿：需与寻常狼疮、瘤型麻风、硬红斑、结节性红斑、小腿溃疡、脂膜炎、癌肿等鉴别。

7.3.3 神经梅毒：梅毒性脑膜炎需与结核性脑膜炎、隐球菌性脑膜炎、钩端螺旋体病引起的脑膜炎等相鉴别。脑膜血管梅毒需与各种原因引起的脑卒中相鉴别。麻痹性痴呆需与脑肿瘤、动脉硬化、阿尔茨海默病（老年性痴呆）、慢性酒精中毒和癫痫发作等相鉴别。脊髓痨需与埃迪（Adie）综合征、糖尿病性假脊髓痨等鉴别。

7.3.4 心血管梅毒：梅毒性主动脉瘤需与主动脉硬化症相鉴别。梅毒性冠状动脉病需与冠状动脉粥样硬化相鉴别。梅毒性主动脉瓣闭锁不全需与感染性心内膜炎、先天性瓣膜畸形等引起的主动脉瓣闭锁不全相鉴别。

附录A
（规范性附录）
梅毒螺旋体暗视野检查

A.1 原理

暗视野映光检查是采用一个特殊的聚光器，分为干系和湿系两种，其中央均为黑漆所遮蔽，仅在圆周边留有光线斜角处，光线只可从其圆周边缘斜角射到载玻片上。梅毒螺旋体检查一般采用湿系聚光器。倘若斜射光线遇到载玻片上的物体，如螺旋体等，物体会发光显现。

A.2 材料

暗视野显微镜、钝刀（刮勺）、载玻片、注射器、注射针头、无菌等渗盐水。

A.3 取材

A.3.1 皮肤黏膜损害取材：首先在载玻片（厚度为 1.0 mm ～ 1.2 mm）上滴加50 μL～100 μL盐水备用。然后用棉拭子取无菌盐水轻轻擦去皮损上的污物。如皮损上有痂皮，可用钝刀小心除去。再用钝刀轻轻地刮数次（避免出血），取组织渗液与载玻片上的盐水混匀，加盖玻片置暗视野显微镜下检查。

A.3.2 淋巴结取材：消毒淋巴结表面皮肤，用无菌干棉球擦干。用 1 mL 无菌注射器配 12 号针头，吸取无菌等渗盐水 0.25 mL ～ 0.5 mL，以无菌操作穿刺淋巴结并注入盐水，再吸入注射器内，反复2～3次后，取少量淋巴液于载玻片上，加盖玻片，置暗视野显微镜下检查。

A.4 方法

A.4.1 在暗视野聚光器（此法用湿系暗视野聚光器）上加一滴甘油缓冲液（甘油和 0.1 mol/L PBS，pH 7.0 按 7 : 3 配制）。

A.4.2 载玻片置载物台上，上升聚光器使甘油缓冲液接触载玻片，先用 10 倍物镜，使物像清晰，再用 40 倍物镜观察，寻找有特征形态和运动方式的梅毒螺旋体。

A.5 结果及解释

A.5.1 暗视野显微镜下，典型的梅毒螺旋体呈白色发光，其螺旋较密而均匀。运动规律，运动性较强，其运动方式包括：①旋转式，围绕其长轴旋转；②蛇行式，全身弯曲如蛇行；③伸缩其螺旋间距离而移动。观察其运动形式有助于与其他螺旋体相鉴别。

A.5.2 未检出螺旋体不能排除梅毒的诊断，阴性结果可能说明：①螺旋体数量不足（单次暗视野显微镜检查阳性率小于 50%）；②患者已接受抗生素或杀灭梅毒螺旋体的药物治疗；③损害接近自然消退；④损害不是梅毒。

附录B
（规范性附录）
梅毒血清学检查

当人体感染梅毒螺旋体后4～10周左右，血清中可产生一定数量的抗类脂质抗原的非特异性反应素（主要是IgM、IgG）和抗梅毒螺旋体抗原的特异性抗体（主要是IgM、IgG）。这些抗体均可用免疫学方法进行检测。血清学检查是辅助诊断梅毒的重要手段。

根据检测所用抗原不同，梅毒血清学试验分为两大类：一类为非梅毒螺旋体抗原血清试验，包括VDRL玻片试验、USR玻片试验、RPR试验、TRUST试验，这些试验主要应用于梅毒的筛查和疗效观察。另一类为梅毒螺旋体抗原血清试验，包括TPHA试验、TPPA试验、FTA-ABS试验、ELISA试验等。这些试验主要用于确证试验，不用于疗效观察。

B.1 非梅毒螺旋体抗原血清试验

B.1.1 原理

梅毒螺旋体一旦感染人体，人体迅速对被损害的宿主细胞以及梅毒螺旋体细胞表面所释放的类脂物质作出免疫应答，在3周～4周产生抗类脂抗原的抗体（反应素）。这些抗体主要是IgG和IgM型混合抗体。非梅毒螺旋体抗原试验是使用心磷脂、卵磷脂及胆固醇作为抗原的絮状凝集试验。反应素与心磷脂形成抗原抗体反应，卵磷脂可加强心磷脂的抗原性，胆固醇可增强抗原的敏感性。心磷脂、卵磷脂遇水形成胶体溶液，胆固醇遇水形成结晶。当抗原与抗体（反应素）混合发生反应时，后者即黏附胶体微粒的周围，形成疏水性薄膜。由于摇动、碰撞，使颗粒与颗粒互相黏附而形成肉眼可见的颗粒凝集和沉淀，即为阳性反应。如遇到非梅毒血清，因体液中的白蛋白多于球蛋白，而白蛋白对胶体颗粒有保护作用，形成亲水性薄膜，即使同样摇动、碰撞，由于抗原颗粒周围没有黏附免疫球蛋白的作用，不能形成较大颗粒，无肉眼可见的凝集和沉淀，因此为阴性反应。VDRL、USR、RPR和TRUST等试验均为此类试验，它们所采用的抗原成分相同，敏感性和特异性基本相似。

B.1.2　VDRL 玻片试验

B.1.2.1　材料

a. VDRL 试剂盒：含 VDRL 抗原（0.5 mL）；VDRL 缓冲液，pH6.0±0.1，其配方为中性福尔马林 0.5 mL，Na_2HPO_4 0.037 g，KH_2PO_4 0.17 g，NaCl 10.0 g，蒸馏水 1 000 mL；标准针头（60±1 滴/mL），直径 14 mm 漆圈玻片；VDRL 试验结果图片。

b. 其他：0.85% NaCl 溶液（等渗盐水）；可调水平旋转器。

B.1.2.2　VDRL 抗原配制方法

a. 吸取 0.3 mL VDRL 缓冲液置 30 mL 小瓶；

b. 吸取 0.3 mL VDRL 抗原迅速滴入小瓶内 VDRL 缓冲液中（约 4s），随后摇动 10 s，使之混匀；

c. 立即加 2.4 mL VDRL 缓冲液，盖上瓶盖，来回颠倒摇动小瓶 10 s 约 30 次，即为 VDRL 抗原，此抗原只能用 1d。

B.1.2.3　定性试验

a. 血清标本需 56℃灭活 30 min 备用；

b. 吸取 0.05 mL 血清放入玻片圈内，将血清涂开至整个圈内；

c. 用标准针头加入 1 滴抗原；

d. 将玻片置旋转器上摇动 4 min，（180±5）次/min，立即置 10× 显微镜下观察。

B.1.2.4　定量试验

经 VDRL 定性试验为阳性、弱阳性，可疑反应或阴性但临床怀疑为梅毒者，需做定量试验，前者需明确抗体滴度，后者为排除"前带现象"。

a. 在反应板 1～8 孔各加等渗盐水 0.05 mL；

b. 吸取 0.05 mL 血清标本（血清已灭活）置第 1 孔与等渗盐水混匀，吸取 0.05 mL 稀释液至第 2 孔混匀，再吸取 0.05 mL 至第 3 孔，如此连续稀释至第 8 孔，弃 0.05 mL 稀释液。稀释度为原倍、1:2、1:4、1:8、1:16、1:32、1:64、1:128，必要时可稀释至更高倍数。

c. 每个稀释度加入抗原 1 滴；

d. 旋转速度和时间同定性试验。

B. 1. 2. 5　结果

大或中等大小的絮状物，液体清亮：3＋～ 4＋　强阳性反应；

絮状物较小，液体较清亮：2＋　阳性反应；

絮状物较小，均匀分布，液体混浊：1＋　弱阳性反应；

抗原颗粒稍粗，无凝集：±　可疑；

抗原颗粒均匀，针状细小：－　阴性反应。

B.1.3　RPR 环状卡片试验

B. 1. 3. 1　原理

RPR 试验是 VDRL 试验的一种改良方法。该法是在抗原中加入活性炭颗粒作为指示物，加入了氯化胆碱，因此血清不需灭活。特制的白色纸卡替代了玻片。试验结果易于判断，肉眼即可观察。也可用血浆进行检测，试验结果可保存。抗原放 4℃冰箱可保存 1 年。

B. 1. 3. 2 材料

a. RPR 试剂盒：含 RPR 抗原；直径为 18　mm 圆圈的特制白色反应卡片；标准针头［（60±1 滴 /mL）］；RPR 试验结果图片。

b. 其他：可调水平旋转器。

B. 1. 3. 3　定性试验

a. 吸取 0.05 mL 血清或血浆加于卡片圈内，并均匀地涂布在整个圈内（每张纸卡有 10 个或 12 个反应圈）；

b. 将抗原轻轻摇匀，用标准针头吸取抗原，每个标本加 1 滴抗原；

c. 将卡片置水平旋转器旋转 8 min，（100±5）r/min；

d. 立即在明亮光线下观察结果。

B. 1. 3. 4　定量试验

RPR 定量试验的指证与 VDRL 试验相同。

a. 在圈内加入 0.05 mL 等渗盐水（一般作 6 ～ 8 个稀释度），勿将盐水涂开；

b. 吸取 0.05 mL 血清或血浆作系列稀释（1:2 ～ 1:64），当稀释到最后的第 6 孔时，弃去 0.05 mL 稀释液。从第 6 孔起将血清稀释液涂布整个圈内，再涂布第 5 孔，依此向前到第 1 孔。必要时可稀释至更高倍数。

c. 滴加抗原，旋转时间、速度和观察结果同定性试验。

B.1.3.5　结果

中到大的黑色絮状物，液体清亮：3+～4+　强阳性；

小到中的黑色絮状物，液体较清亮：2+　阳性；

小的黑色絮状物，液体混浊：1+　弱阳性；

仅见活性炭颗粒集于中央一点或均匀分散：—　阴性。

B.1.4　TRUST 试验

B.1.4.1　原理

TRUST 试验原理与 RPR 试验原理相同。唯 TRUST 试验的抗原中加入甲苯胺红颗粒代替活性炭颗粒指示物，使阳性结果出现红色絮状现象，阴性结果见红色颗粒集于中央或均匀分散。

B.1.4.2　方法

TRUST 试验方法及结果判断均与 RPR 试验相同。

B.1.5　注意事项

B.1.5.1　实验环境温度应为 23～29℃，抗原应保存于 4℃ 冰箱，试验前应恢复到室温。抗原应防止冻结，以免抗原被破坏。

B.1.5.2　校准针头，VDRL、RPR 和 TRUST 等抗原为 60±1 滴 /mL。

B.1.5.3　血液标本应防止污染，放置室温应在 24 h 内完成。如血清 56℃ 灭活或放 4℃ 保存，在试验前应恢复试验温度后再开始试验。

B.1.5.4　试验完毕，应立即观察结果。

B.1.6　临床意义

B.1.6.1　非梅毒螺旋体抗原血清试验方法简便、快速，敏感性和特异性较好。对一期梅毒的敏感性为 74%～87%，二期梅毒达 100%，三期梅毒 34%～94%。特异性 96%～99%。

B.1.6.2　非梅毒螺旋体抗原血清试验适用于各期梅毒的诊

断。早期梅毒经治疗后血清滴度可下降或转阴，故可用于疗效观察、判愈、判定复发或再感染。也适用于人群的筛查、产前检查及健康体检等。

B.1.6.3　VDRL 试验适用于神经梅毒的脑脊液检查，特异性高，但敏感性低。

B.1.6.4　非梅毒螺旋体抗原血清试验可在某些传染病及胶原病时出现假阳性反应，因此对阳性反应应结合临床进行鉴别，或作梅毒螺旋体抗原血清试验以进一步证实之。

B.2　梅毒螺旋体抗原血清试验

采用梅毒螺旋体作抗原，为特异性抗原，检测血清中抗梅毒螺旋体 IgG 或 IgM 抗体，其敏感性和特异性均较高。

B.2.1　梅毒螺旋体明胶颗粒凝集试验

B.2.1.1　原理

TPPA 试验用梅毒螺旋体致敏明胶颗粒，此致敏颗粒与人血清中的抗梅毒螺旋体抗体结合，产生可见的凝集反应。明胶颗粒为玫瑰红色，便于肉眼观察结果。

B.2.1.2　材料

a.TPPA 试剂盒：含蒸馏水（标记 A），用于溶解致敏颗粒、未致敏颗粒和质控血清；标本稀释液（标记 B），用于稀释血清标本；致敏颗粒（标记 C），冷冻干燥品，用前 30 min 按规定量加 A 液溶解并混匀；未致敏颗粒（标记 D），冷冻干燥品，用前 30 min 按规定量加 A 液溶解并混匀；质控血清（标记 E），冷冻干燥品，用时按规定量加入 A 液。

b.其他：U 型微量反应板；微量加样器（25 μL）；微量滴管（C 和 D 管）；移液管（微量移液管和刻度滴管）；微量板振荡器。

B.2.1.3　定性试验

试验前试剂应恢复到 15～30℃。

a.B 液加至微量反应板孔内，第 1 孔 25 μL，第 2 孔 100 μL，第 3、4 孔各 25 μL；

b.取血清 25 μL 加至第 1 孔，混匀后取 25 μL 至第 2 孔，混匀后取 25 μL 至第 3 孔，混匀后取 25 μL 至第 4 孔，混匀后弃去 25 μL；

c. 第 3 孔加 D 液（未致敏颗粒）25 μL，第 4 孔加 C 液（致敏颗粒）25 μL；

d. 将反应板置振荡器振荡 30 s；

e. 置有盖湿盒，15 ～ 25℃ 避光孵育 4 h 后，或放 4℃ 冰箱过夜后观察结果。

B.2.1.4 定量试验

a. 加 B 液至微量反应板孔，第 1 孔～第 4 孔与定性试验相同，第 5 孔～第 10 孔各加 25 μL；

b. 取血清 25 μL 加至第 1 孔，如定性试验稀释方法，从第 2 孔～第 10 孔混匀，混匀后第 10 孔弃去 25 μL；

c. 第 3 孔加 D 液 25 μL，第 4 孔～第 10 孔各加 C 液 25 μL；

d. 以后步骤同定性试验。结果以最高血清稀释度能产生阳性反应的稀释度为抗体滴度。

B.2.1.5 结果

颗粒光滑覆盖整个孔底，有时边缘有折叠：阳性 4＋；

颗粒光滑覆盖大部分孔底：阳性 3＋；

颗粒光滑集聚覆盖孔底，周围有一颗粒环：阳性 2＋；

颗粒光滑集聚覆盖孔底，周围有一明显颗粒环：阳性 1＋；

颗粒沉集孔底，中央形成一小点：可疑 ±；

颗粒紧密沉积孔底中央：阴性 一。

B.2.1.6 报告方法

a. 阳性报告：定性试验，血清在 1∶80 以上稀释度与致敏颗粒发生凝集反应（1＋或更强），与未致敏颗粒（第 3 孔）不发生凝集反应。定量试验则应报告发生阳性反应的血清最高稀释度，为血清滴度。

b. 阴性报告：血清与致敏颗粒和未致敏颗粒均不发生凝集反应。

B.2.1.7 注意事项

a. 微量反应板要清洁干净，孔内无异物。

b. 加入血清后，使用微量板振荡器振荡反应板，而不可使用水平旋转仪。

c. 试剂盒不可置于0℃以下，防止冻结。不同批号试剂不可混合使用。

d. 有些血清标本在血清低稀释度时可出现前带现象，此时可作定量试验。

e. 如未致敏颗粒出现凝集反应，应将血清进行吸收处理后再进行试验，或改用其他试验方法。

B.2.1.8 血清吸收处理

a. 取0.95 mL已恢复体积的未致敏颗粒加入清洁的小试管内。

b. 试管内加入5 μL血清标本并充分混匀，置25℃ 15 min～20 min或更长时间。

c. 离心2000 r/min，5 min，取25 μL上清液（血清标本稀释1:20）置第3孔，注意不要混入颗粒。

d. 自第4孔～第10孔各加25 μL B液。

e. 自第3孔吸25 μL至第4孔，混匀后吸25 μL至第5孔……如此稀释至第10孔，弃去25 μL。

f. 按定量试验法加入D液和C液，将反应板置微量板振荡器上振荡30 s，置湿盒内，15～25℃孵育2 h观察结果。

B.2.2 荧光螺旋体抗体吸收试验（FTA-ABS）

B.2.2.1 原理

FTA-ABS试验以完整形态的Nichol梅毒螺旋体作为抗原，加上经吸收剂（用Reiter株螺旋体制备而成）处理过的患者血清形成抗原抗体复合物，再加入荧光素（FITC）标记的抗人免疫球蛋白，与血清梅毒螺旋体抗体结合。在荧光显微镜下，螺旋体显示苹果绿色的荧光，即为阳性反应。

B.2.2.2 材料

a. 梅毒螺旋体抗原玻片，有直径0.5 cm涂布梅毒螺旋体的圆圈，在高倍镜下每视野不少于30条螺旋体，丙酮固定。

b. 吸收剂（5 mL冷冻干燥品），由体外培养的Reiter株螺旋体制备而成。使用前用无菌蒸馏水恢复原体积。

c. 荧光抗体,用荧光素标记羊或鼠抗人免疫球蛋白。

d. 血清稀释板。

B.2.2.3　方法

a. 将血清标本于 56℃灭活 30 min,备用;

b. 吸收剂加入 5 mL 无菌蒸馏水,用作血清的稀释;

c. 血清标本和吸收剂按 1:5 ～ 1:20 稀释,混匀后置有盖湿盒内于 35 ～ 37℃孵育 30 min;

d. 将系列稀释的血清分别加到抗原片上(每孔不少于 30 μL),放入有盖湿盒内,置 35 ～ 37℃孵育 30 min;

e. 用 0.01 mol/L 的 PBS 冲洗抗原片,用磁力搅拌器低速以 0.01 mol/L PBS 溶液洗涤抗原片,每 5 min 更换 PBS 液 1 次,共 3 次。最后一次用蒸馏水冲洗一遍,冷风吹干备用;

f. 抗原片每个圈内加 30 μL 荧光抗体(荧光抗体稀释为工作液),放湿盒 35 ～ 37℃孵育 30 min。重复步骤 5 的洗涤和吹干;

g. 抗原片加固封剂(甘油缓冲液)1 滴,覆以盖玻片,在荧光显微镜下观察;

h. 试验对照:每批次试验包括下列对照。

———— 4＋阳性血清和 1＋阳性血清对照,血清用 PBS 液和吸收剂分别按 1:5 ～ 1:20 稀释。

———— 非特异血清对照。

———— 染色对照:用 0.01 mol/L PBS 和吸收剂分别替代荧光抗体。

B.2.2.4　结果

梅毒螺旋体均匀地发出中等或高强度的苹果绿色荧光　　　阳性

梅毒螺旋体均匀地发出弱苹果绿色荧光　　　　　　　　弱阳性

梅毒螺旋体呈微弱黄色光或观察不到荧光　　　　　　　阴性

B.2.3　梅毒螺旋体酶联免疫吸附试验 (ELISA)

B.2.3.1　原理

该试验是用经纯化及超声裂解处理的梅毒螺旋体为抗原包被固相板条,加上梅毒血清和辣根过氧化酶标记的抗人 IgG 抗体,利用酶免疫法检测患者血清中的抗梅毒螺旋体特异性抗体。采用特异的梅毒螺旋体重组蛋白作为抗原，使试验更加敏感、特异。

B.2.3.2　材料

a. ELISA 试剂盒：含包被梅毒螺旋体抗原的反应板（96 孔）；标本稀释液；洗涤液，使用前按说明书要求稀释；酶结合物；底物液（A 液和 B 液）；反应终止液；阳性对照血清；阴性对照血清。

b. 其他：酶标检测仪；洗板机。

B.2.3.3　方法

a. 取标本稀释液 100 μL 加到反应板孔内，再加入待检血清 10 μL，同时作阳性和阴性对照，置 37℃孵育 30 min；

b. 洗涤液洗板 5 次，拍干；

c. 每孔加酶结合物 100 μL，置 37℃孵育 15 min；

d. 洗涤液洗板 5 次，拍干；

e. 每孔加底物液 A 液、B 液各 1 滴（各 50 μL），37℃避光孵育 15 min；

f. 每孔加终止液 1 滴（50 μL）终止反应；

g. 置酶标检测仪 450 nm 波长测定光密度（OD 值）。

B.2.3.4　结果判定

临界值（cut off）＝ 0.10 ＋ 阴性对照平均 OD 值（阴性对照 OD 值＜0.05 时按 0.05 计算）。标本 OD 值＜临界值时，结果为阴性。标本≥临界值，结果为阳性（或按各诊断试剂要求判定结果）。

B.2.3.5　注意事项

a. 试剂盒置 4～8℃保存。

b. 不同批号试剂不能混用。

c. 严格按试剂盒说明书要求操作。

d. 反应的温度和时间必须严格控制。

B.2.4　临床意义

B.2.4.1　梅毒螺旋体抗原血清试验的敏感性和特异性均高，一期梅毒的敏感性为 70%～100%，二期梅毒达 100%，三期梅毒 95%～98%，特异性 94%～100%。

B. 2. 4. 2　梅毒螺旋体抗原血清试验多用作证实试验，特别是隐性梅毒及一些非螺旋体抗原血清试验阴性而又怀疑为梅毒的患者。但不能用于观察疗效、判断复发及再感染。

B. 2. 4. 3　梅毒螺旋体抗原血清试验偶可出现生物学假阳性反应。

附录C
（规范性附录）
梅毒的组织病理

梅毒的基本病理变化：①血管特别是小动脉内皮细胞肿胀与增生；②血管周围大量淋巴细胞和浆细胞浸润。二期梅毒晚期和三期梅毒常见上皮样细胞和多核巨细胞等组成的肉芽肿性浸润。

C.1 一期梅毒

硬下疳：

a. 损害边缘表皮棘层肥厚，海绵形成，淋巴细胞和中性粒细胞外渗。

b. 近中心表皮变薄，出现水肿及炎症细胞浸润。病损中央可出现表皮缺损。

c. 真皮乳头水肿，真皮血管特别是小动脉内皮细胞肿胀、增生、闭塞，周围有多量浆细胞与淋巴细胞浸润，常混有中性粒细胞。

d. 银染色在真皮血管周围和表皮中可见梅毒螺旋体。

C.2 二期梅毒

斑疹、丘疹和丘疹鳞屑性皮损：

a. 表皮增生，海绵形成，基底层空泡改变，淋巴细胞外渗，海绵状脓疱，角化不全。

b. 真皮乳头水肿，真皮血管扩张，管壁增厚，内皮细胞肿胀，血管周围淋巴细胞、组织细胞和浆细胞浸润。浸润的炎症细胞围绕血管呈袖套状。

c. 银染色约1/3的病例可见梅毒螺旋体。

扁平湿疣：

除上述表现外，有明显的表皮增生，表皮内微脓肿形成，含大量梅毒螺旋体。

C.3 三期梅毒

真皮由上皮样细胞、淋巴细胞及浆细胞等构成的肉芽肿性浸润，其中含血管较多，并常有多核巨细胞存在。

结节型：浸润限于真皮，肉芽肿较小，干酪样坏死不广泛，甚或缺如。

树胶肿型：浸润侵及真皮和皮下组织，有大量浆细胞、淋巴细胞、上皮样细胞和多核巨细胞，病损中央有大块凝固性坏死。病变处弹性纤维被破坏，炎症愈重破坏亦愈重。

C.4 内脏梅毒

病理变化为树胶肿性及弥漫性间质性炎症。

C.5 胎传梅毒

无一期梅毒硬下疳的局部病变，其余皮肤病变与获得性各期梅毒相同。其不同者为早期胎传梅毒可有水疱－大疱病变。

a. 其水疱顶部为 1～2 层疏松幼稚表皮细胞。

b. 疱液内含多少不等单核及多形核白细胞及脱落表皮细胞。

c. 真皮呈弥漫性急性炎症浸润，浸润细胞为多形核白细胞及淋巴细胞，无浆细胞。

d. 银染色可在疏松的组织间隙中及疱液内可发现大量梅毒螺旋体。

附录二

梅毒预防宣传核心信息

一、梅毒流行广泛，在我国传染病发病数中位居前列，已成为重要的公共卫生和社会问题。

●梅毒是一种性传播疾病，在我国流行广泛，已成为重要的公共卫生和社会问题。

●近年来，我国梅毒感染人数明显增加，发病率逐年递增。目前梅毒报告病例数在我国传染病报告中位居前列。

●夫妻间可通过性生活传染给对方，影响家庭和睦。

●感染梅毒的孕妇可将梅毒传染给胎儿，引起流产、早产、死产和先天梅毒，严重危害下一代健康。

●有卖淫嫖娼、多性伴、男男性行为的人群是感染和传播梅毒和其他性病的高危人群。

●感染梅毒后可发生生殖器部位溃疡，从而更容易感染和传播艾滋病病毒。

二、梅毒是传染性很强、危害性很大的一种性传播疾病。进展到晚期可发生严重后果，导致终身残疾甚至危及生命。

●梅毒的传染性很强，对人体的危害性很大，可引起全身各器官及组织的损害。

●梅毒在临床上可分为隐性梅毒、一期梅毒、二期梅毒、三期梅毒和先天梅毒。不同感染时期会出现不同的临床表现；也可以无症状，但具有传染性。

●三期梅毒可损害眼、骨骼、心脏和脑等多个器官，造成对健康的严重危害，甚至危及生命。

三、梅毒可通过性接触、血液和母婴三种途径传播。

●性接触传播：是最主要的传播途径。未经治疗的早期梅毒患者传染性最大。

●母婴传播：孕妇感染梅毒可传给胎儿，未经治疗的早期梅毒孕妇传染性最强。

●血液传播：输入被梅毒螺旋体污染的血液，或与他人共用被梅毒螺旋体污染的注射器吸毒等情况都可能感染梅毒。

●工作场所与公共场所的一般接触（如握手、拥抱、共同进餐等）不会感染梅毒。

四、梅毒的临床表现多种多样。

●梅毒的早期症状是生殖器部位或其他性接触部位的皮肤黏膜出现溃疡或者皮疹，不痛不痒，容易被忽视；若不及时治疗，病情仍会继续发展。

●感染梅毒后有许多人没有症状，称为"隐性梅毒"或"潜伏梅毒"。这种情况仍可对人体有危害，也具有一定的传染性。

●三期梅毒患者皮肤典型表现为结节性梅毒疹和树胶肿，内脏损害可累及大脑、心血管、骨骼、眼睛等多脏器，严重者可致残或致死。

●先天梅毒患儿可出现皮肤黏膜、眼、骨和神经系统的损害。

五、梅毒检测方便、准确，通过检测可及时发现梅毒感染。

●怀疑感染梅毒后应尽早到正规医疗机构进行梅毒检测，大多数县区级及以上公立医疗机构都可提供梅毒检测。

●艾滋病自愿咨询检测门诊（VCT）、社区药物维持治疗门诊（美沙酮替代治疗门诊）可提供梅毒和艾滋病的免费咨询和检测。

●接受梅毒检测的就诊者应同时接受艾滋病检测。

●发生了无保护性交、怀疑自己的性伴感染梅毒以及接触过可疑血液或与他人共用过注射器者，应及时到医疗机构或VCT门诊接受梅毒的检测。

六、梅毒患者应及时、规范治疗。定期复查。

●早期梅毒可以治愈,治疗越早,效果越好。

●遵照医嘱完成治疗十分重要,自行停药、随意增减药物都会带来不良后果。

●治疗后应随访2～3年,第一年每3个月复查一次,以后每半年复查一次,以观察治疗的效果。

●梅毒患者应该到正规医疗机构进行诊治,不可自己到药店购药或到没有梅毒诊治资质的私人诊所治疗。

七、梅毒是可以预防的,避免发生多性伴及不安全性行为是最主要的预防措施。

●遵守性道德、保持单一性伴侣、避免非婚性行为是预防梅毒的有效措施。

●多性伴、男男性行为者应正确使用质量合格的安全套,可以降低感染和传播梅毒及其他性病的风险。

●提倡婚前、产前检查梅毒。孕妇尽早发现梅毒感染并及时治疗,可预防胎儿先天梅毒的发生。

●性交后冲洗生殖器、排尿、口服药物等方法都不能预防梅毒。

八、预防控制梅毒是全社会的共同责任。

●应广泛深入地开展宣传教育,普及梅毒的防治知识,减少歧视,开展综合干预,有效预防控制梅毒,促进社会和谐。

●每个人都需要了解和掌握预防梅毒的基本知识,科学认识梅毒,避免不安全性行为,保护个人健康和家庭幸福,并将掌握的知识和技能传授给他人。

●梅毒患者是疾病的受害者,家庭和社区应为他们营造一个友善、理解、健康的生活环境,鼓励采取积极健康的生活态度,配合治疗,以早日康复。

(中国疾病预防控制中心性病控制中心提供)

附录三

性病疫情漏报调查实施方案

性病疫情漏报调查指性病疫情管理人员对医疗、预防保健、检验检疫及其他相关机构等的性病病例报告与漏报情况所进行的调查，对漏报的病例数进行清点、计数或估算与分析，以校正与估计性病报告发病率。漏报调查是评估性病疫情完整性的重要方法，是性病疫情管理的一项常规工作，同时为传染病疫情报告执法提供依据。

一、目的

1. 及时发现性病疫情报告管理中的薄弱环节，提出改进措施，提高疫情报告质量。

2. 评估性病疫情报告完整性，校正性病报告发病率。

二、调查病种

梅毒、淋病、生殖道沙眼衣原体感染、尖锐湿疣和生殖器疱疹。

三、调查原则

1. 属地管理原则：性病疫情漏报调查应确保覆盖辖区内不同级别、不同类型的提供性病诊疗服务的医疗机构（如综合医院、妇幼保健院、皮肤性病防治所/医院、计生门诊、生殖健康门诊、卫生院、民营医院、承包门诊、私人诊所、检验检疫机构等）。

2. 漏报调查应与督导工作相结合。

3. 突出重点：开展了性病诊疗业务但未进行性病疫情报告的医疗机构、性病疫情报告工作开展不好的医疗机构应作为漏报调查的重点。

4. 与卫生监督机构的传染病疫情报告执法工作相结合，共同调查。在组织调查前，性病监测管理机构应向卫生监督机构提供相关的国家标准与技术方案。

四、调查方法

（一）选取被调查的医疗机构

开展漏报调查的地区如果提供性病诊疗服务的医疗机构数量不多于5家（包含5家）时全部调查。

如果提供性病诊疗服务的医疗机构数量多于5家，则至少选取属地的1家皮肤性病防治机构（如果没有则不进行调查）、2家公立综合医院（皮肤性病门诊和妇产科门诊）、1家妇幼保健院、2家其他类型医疗机构（如街道卫生院、民营医院、私人诊所等）进行调查。

（二）医疗机构现场调查

开展漏报调查的工作人员到医疗机构相关科室（如防保科、皮肤性病科、泌尿科、妇产科、男性科、检验科室等）检查门诊日志、检验记录、传染病（或性病）疫情登记簿等。同时应注意调查医疗机构术前、体检、产前时筛查梅毒病例的漏报情况。

如果所调查的医疗机构（或相关科室）就诊登记（或化验）的5种性病门诊量（或化验数量）平均每月在20例以下，则应检查本年初到调查时登记的全部性病病例数。

如果所调查的医疗机构（或相关科室）5种性病门诊量（或化验数量）平均每月在20～50例，则抽查本年初到调查时登记的3个月的病例数；本年初到调查时不足3个月，则检查全部登记病例。

如果所调查的医疗机构（或相关科室）5种性病门诊量（或化验数量）平均每月在50例以上，则抽查本年初到调查时登记的2个月的病例数；本年初到调查时不足2个月，则检查全部登记病例。

漏报调查工作人员应及时记录调查结果，并与相应月份的已报告病例（网络直报病例清单）（或网络直报病例数量）进行核对，记录漏报的病例数（见附表 医疗机构性病疫情漏报调查记录表）。

在漏报调查中如果发现医疗机构工作人员故意不报、瞒报（如在门诊记录中故意将诊断的性病记录为非性病，或者均记录为复诊、复发等）性病疫情应及时记录。

五、调查频度

国家级监测点性病监测管理机构：每年 2 次，可在每年的 5～6 月、9～10 月各组织 1 次性病疫情漏报调查。非国家性病监测点县区：每年 1 次，可在每年的 10～11 月组织开展。

省级与地市级性病监测管理机构每年组织 1 次对本省国家性病监测点疫情漏报情况的抽查，并每年组织 1 次对非国家性病监测点地区的漏报抽样调查。

中国疾病预防控制中心性病控制中心每 2 年组织 1 次对全国性病监测点疫情漏报情况的抽样复核。并根据情况组织对其他地区的性病疫情漏报调查。

六、调查结果的分析与利用

（一）指标的计算

1. 性病总漏报率

性病总漏报率＝调查期内性病漏报病例数／调查期内应报告性病病例数 ×100%。

性病漏报病例数＝应报告性病病例数－已报告性病病例数。

性病漏报病例指调查时发现的应报告而未报告的性病病例。

应报告性病病例指根据《性病病例报告实施方案》应报告的首次或初次诊断的性病病例。应报告病例数通过检查门诊、化验等记录（包括电脑记录）而获得。

漏报调查时发现的非性病病例、未诊断的病例、已报告的复诊与复发病例不计为漏报病例。对于有明确材料或记录（如病历等）表明其他医疗机构已做出过诊断的性病病例来本医疗机构就诊时的病例不计为漏报病例。

复诊病例指有记录表明该病例是以前做出过诊断的病例，复发病例指有记录表明该病例是以前接受过治疗而又出现相同疾病并排除再感染的病例。

以前未明确诊断或未报告的复诊与复发病例均应报告，否则计为漏报。

已报告的性病病例指已通过网络进行直报的病例。

如果被调查的医疗机构无网络直报条件，在规定时限内将传染病报告卡寄（送）至当地疾病预防控制机构，后者未将报告卡录入电脑代行网络直报时发现的漏报，也应计为漏报，此漏报为疾病控制机构网络直报漏报，不为医疗机构疫情漏报。

2. 分病种漏报率

分病种漏报率＝某种性病的漏报病例数／某种性病应报告病例数 ×100%。

某种性病的漏报病例数＝某种性病应报告病例数－该病种已报告病例数。

3. 分医疗机构类型漏报率

分医疗机构类型漏报率＝某类型医疗机构的性病漏报病例数合计／某类型医疗机构应报告性病病例数合计 ×100%。

某类型医疗机构的性病漏报病例数合计＝某类型医疗机构应报告性病病例数合计－某类型医疗机构已报告数合计

4. 分级别的医疗机构漏报率

分级别的医疗机构漏报率＝某种级别医疗机构的性病漏报病例数合计／某种级别医疗机构应报告性病病例数合计 ×100%

某种级别医疗机构的性病漏报病例数合计＝某种级别医疗机构应报告性病病例数合计－某种级别医疗机构已报告数合计

5. 校正后性病发病率

校正后性病发病率＝原性病报告发病率／（1－漏报率）。

（二）调查结果分析

按调查医疗机构的级别、类型、性质、门诊科室和性病病种对漏报调查结果进行分析，形成分析报告。

（三）结果报告与反馈

组织开展漏报调查的性病监测管理机构应在调查结束后的 15 天内完成漏报调查分析报告，及时上报同级卫生行政部门及上级业务机构，并反馈到被调查的医疗机构。同时应将漏报调查结果抄送到当地卫生监督机构。在漏报调查中发现的医疗机构违法行为应及时向当地卫生行政部门及卫生监督机构报告。

　　国家监测点性病监测管理机构还应及时将漏报调查结果向省级性病监测管理机构报告。

　　省级性病监测管理机构每年应汇总本省国家性病监测点及其他地区的性病疫情漏报调查结果，于次年 1 月 20 日前将全省性病疫情漏报调查汇总结果上报中国疾病预防控制中心性病控制中心，同时上报省级卫生行政部门。

附表　医疗机构性病疫情漏报调查记录表

医疗机构名称：

科室	是否有门诊日志	是否有疫情登记簿	是否有报告卡	有无管理制度	期内应报告的性病病例数				期内已报告的性病病例数				期内漏报的性病病例数			
					病种1	病种2	…	小计	病种1	病种2	…	小计	病种1	病种2	…	小计
皮肤性病科																
妇产科																
泌尿科																
化验室																
…																
合　计																

调查日期：　　　　　　　　　　调查人员：

（中国疾病预防控制中心性病控制中心提供）

参考文献

[1] 龚向东.性病防治培训手册:疫情监测.北京:人民卫生出版社,2011

[2] 中国疾病预防控制中心性病控制中心.性病病例报告工作指南,2012

[3] 王千秋.性病防治培训手册:诊断与治疗.北京:人民卫生出版社,2011

[4] 尹跃平.性传播疾病实验室诊断指南.上海:上海科学技术出版社,2007

[5] 中国疾病预防控制中心性病控制中心.梅毒检测技术规范(讨论稿),2012

[6] 傅更锋,王小亮,丁建平,等.江苏省2006~2010年梅毒和淋病删除病例调查分析.南京医科大学学报,2011,31:1466-1470

[7] 傅更锋,还锡萍,丁萍,等.江苏省2004~2008年梅毒流行病学分析及防治策略研究.南京医科大学学报,2009,29:1399-1402

[8] 刘姝颖,李延庆,孟庆联,等.安徽省2005年与2011年性病病例报告质量比较.安徽预防医学杂志,2012,18:179-181

[9] Schaudinn F, Hoffmann E. Vorläufiger Bericht über das Vorkommen von Spirochaeten in syphilitischen Krankheitsprodukten und bei Papillomen: Springer,1905

[10] Stamm LV. Global challenge of antibiotic-resistant Treponema pallidum. Antimicrobial agents and chemotherapy,2010,54(2):583-589

[11] 郭玉璞,王维治.神经病学.北京:人民卫生出版社,2006

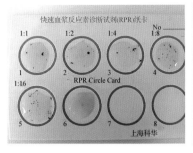

图2-1彩　RPR试验　　　　　　　　图2-2彩　水平旋转仪

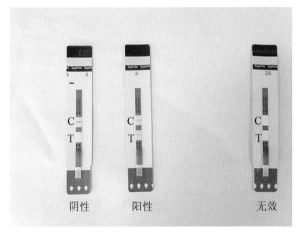

阴性　　　　　　阳性　　　　　　无效

图2-4彩　　梅毒快速免疫层析检测

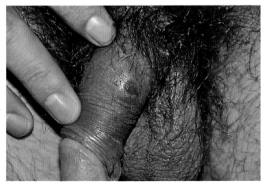

图4-1彩　男性一期梅毒硬下疳

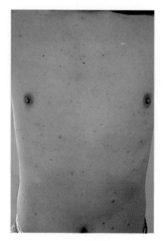

图4-2彩　二期梅毒疹

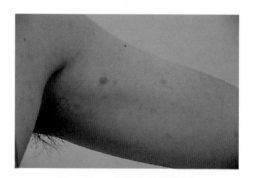

图4-3彩　二期梅毒丘疹鳞屑疹

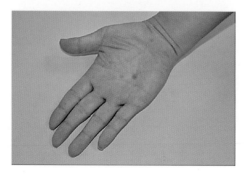

图4-4彩　二期梅毒手掌脱屑性红斑

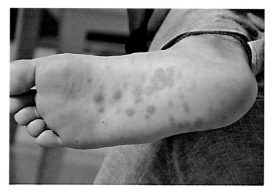

图4-5彩　二期梅毒足底红斑

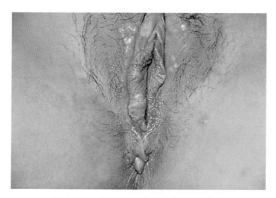

图4-6彩　二期梅毒女性外阴扁平湿疣

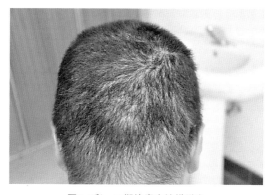

图4-7彩　二期梅毒虫蚀样脱发